Dr. Gisela Bulla

Natürliche Heilung durch Aromatherapie

Alte und neue Rezepte für Gesundheit und Wohlgefühl.
Natürliche Duftstoffe gegen Magenbeschwerden, Kopfschmerzen
und Schlafstörungen

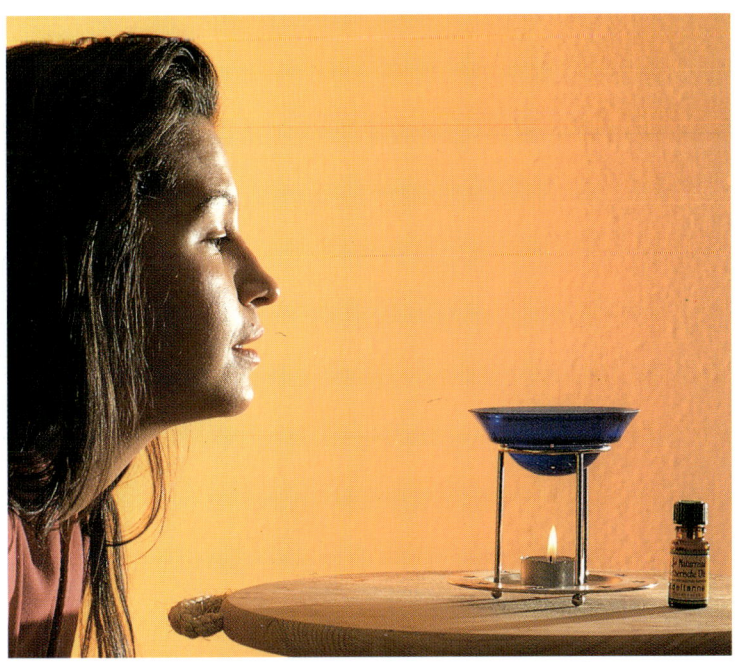

Südwest

Inhalt

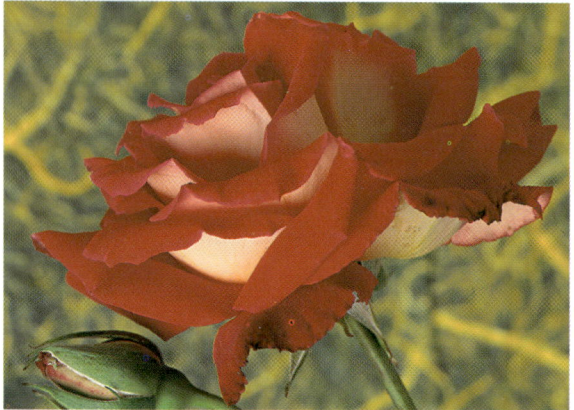

Rose – der wohl bekannteste Duft

Gegen Ängste, Konzentrationsschwäche, Unlust, Müdigkeit • Gegen Nervosität, Ärger, Kummer, Streß • Bei Entschlußlosigkeit, Willensschwäche, Lethargie • Gegen Minderwertigkeitsgefühle und Depressionen • Für neuen Auftrieb bei Erschöpfung • Für allgemeines Wohlbefinden

Wunden und Schmerzen • Infektionskrankheiten von Aids bis Typhus • Schwindelanfälle, Ohnmacht und Schock • Die inneren Organe • Krebs • Chronische Krankheiten • Eßstörungen und Gewichtsprobleme • Hautkrankheiten • Bagatellbeschwerden und Wehwehchen

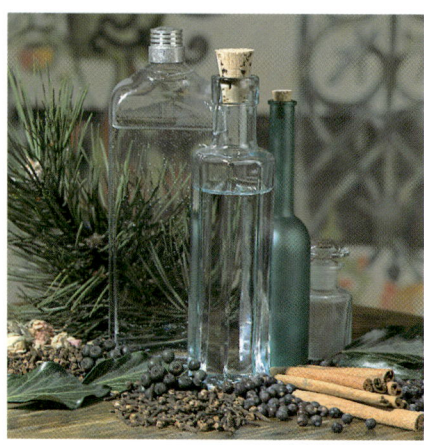

Verschiedene Aromaöle gegen viele Beschwerd

Bewältigung von Schulproblemen • Erste Hilfe bei Hals-Nasen-Ohren-Problemen • Sanfte Mittel gegen Magen-Darm-Beschwerden • Behandlung kleiner Verletzungen und Prellungen • Ätherische Öle und Kinderkrankheiten

Zärtliche Gefühle stimulieren • Mit Düften verführen • Unterdrückte Gefühle wecken • Impotenz und Frigidität beheben • Eifersüchtige zügeln • Ätherische Öle und Geschlechtskrankheiten

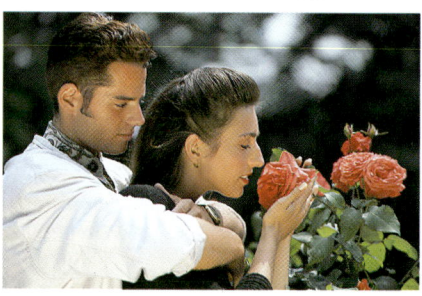

Gemeinsam Düfte genießen

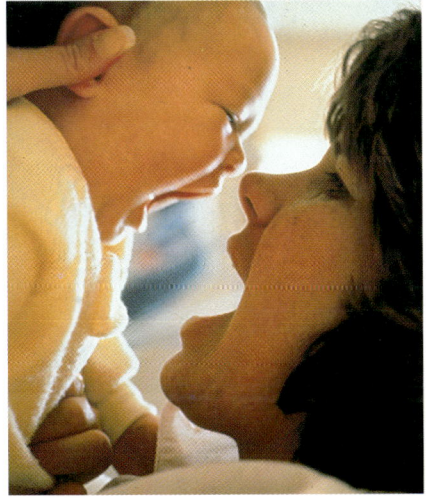

Aromaöle für Mutter und Kind

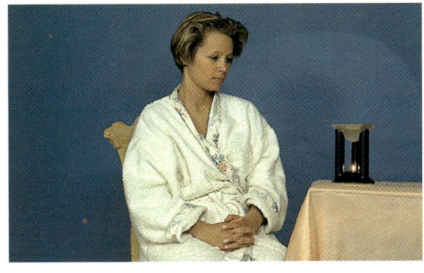

Aromaöle gegen Schlaflosigkeit

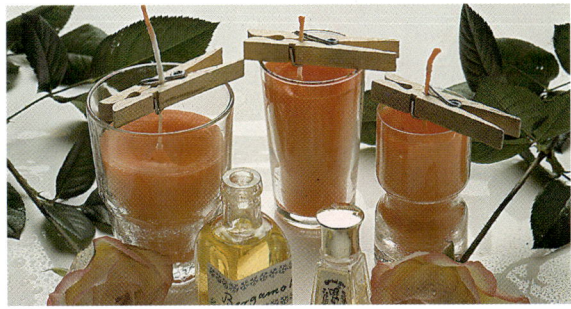

Duftlampen regen den Geist an

Vorwort

Düfte schenken Inspiration, Gesundheit und innere Harmonie. Sie können anregend und erfrischend wirken, aber auch beruhigend und entspannend. Mit Düften können Sie zaubern, Wutteufel beschwichtigen, Ihren Kummer vergessen, Ängste und Schmerzen vertreiben. Ein paar Tropfen Rosen- oder Neroliöl in die Duftlampe, und schon sind Ärger und Nervosität verflogen. Kopfschmerzen haben keine Chance, wenn Sie zu Pfefferminz- oder Salbeiöl greifen. Ätherische Öle helfen bei Magenbeschwerden und Schlafstörungen ebenso wie bei Hexenschuß und Hautproblemen.

Äußerliche und innerliche Anwendung

Ätherische Öle werden durch den Geruchssinn aufgenommen, der schneller reagiert als jeder andere, und über die Haut durch Bäder, Massagen, Cremes, Umschläge, Gesichtswasser und Parfüms. Die orale Einnahme ist umstritten. Manche Öle können zu Hautreizungen führen, die Auswirkungen auf die empfindliche Magenschleimhaut sind noch nicht genügend erforscht. Deshalb möchte ich generell die orale Einnahme von Duftölen nicht empfehlen. Was Sie bei der Anwendung der einzelnen Öle und der Mischung bestimmter Essenzen beachten müssen, erfahren Sie im Kapitel »Heiße Tips zum richtigen Umgang mit ätherischen Ölen«.

Einatmen wirkt sofort

Am wirkungsvollsten ist das Einatmen der Duftstoffe. Sie gelangen über das limbische System oder Riechhirn direkt ins Großhirn. Aus diesem Grund setzt die Wirkung fast sofort ein: Man schnuppert an einer Rose, lächelt und fühlt sich augenblicklich drei Nummern besser. Das gleiche Prinzip ist wirksam, wenn man bei Kopfschmerzen am Pfefferminzfläschchen riecht. Bei Bädern und Einreibungen erreicht das ätherische Öl über die Poren der Haut das Muskelgewebe, die Gelenke, sämtliche inneren Organe und vor allem das innersekretorische Drüsensystem. Dort löst es heilungsfördernde und -beschleunigende Impulse aus.

Kein Ersatz für den Arztbesuch

Bei ernsten Erkrankungen ersetzt das Schnuppern an ätherischen Ölen natürlich nicht den Gang zum Arzt oder Heilpraktiker. Die Aromatherapie sollte in solchen Fällen als unterstützende Maßnahme verstanden werden – zur Linderung der akuten Beschwerden, zur Besserung des Allgemeinbefindens und vor allem zur Stärkung der körpereigenen Abwehrkräfte. Öle wie z.B. Rosmarin, Thymian und besonders das australische Teebaumöl sind ausgesprochene Bakterien-, Viren- und Pilzkiller. Durch ihre Anwendung wird auch die Ansteckungsgefahr stark herabgesetzt.

Breite Palette verschiedener Wirkungen

Wundern Sie sich bitte nicht, wenn die gleichen Duftöle im Verlauf dieses Buches oft für ganz verschiedene Anwendungsgebiete empfohlen werden. Viele ätherische Öle haben ein breites Spektrum und bewähren sich in mehr als nur einer Hinsicht. Das liegt daran, daß sie eine große Anzahl ganz verschiedenartiger Wirkstoffe besitzen. Rosmarinöl z.B. ist anregend, stärkt das Erinnerungsvermögen und die Konzentrationsfähigkeit, bekämpft Infektionskrankheiten, fördert den Haarwuchs und die Sehfähigkeit, wirkt appetitanregend, herzstärkend und senkt den Cholesterinspiegel. Ihre Wirkung ist immer ganzheitlich und zeigt sich in vielen Bereichen. So vielseitig können ätherische Öle sein.

Die Anwendung von Aromaölen sollte nicht dazu verleiten, einen nötigen Arztbesuch zu unterlassen. Heute sind auch viele Mediziner schon für alternative Heilmethoden aufgeschlossen.

Harmonisierende Düfte

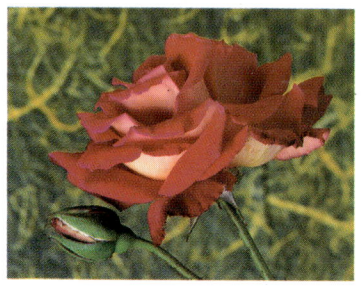

Rosenduft – Harmonie in Vollendung

Aromaöle üben eine starke Wirkung auf Körper und Seele aus. So läßt Wut sich leichter überwinden, wenn wir zu Baldrian, Honigöl, Kamille oder Pfefferminze greifen. Für ständig aufgeregte Zeitgenossen hält die Natur die schönsten Blumendüfte bereit: Jasmin, Neroli, Rose und Veilchen. Willensschwäche kann man mit Rosmarin, Salbei und Thymian bekämpfen.

Gegen Ängste, Konzentrationsschwäche, Unlust, Müdigkeit

TIP:
Geben Sie bei Angstzuständen ein paar Tropfen Melisse und Basilikum zu gleichen Teilen in die Aromalampe.

Von diesen Plagegeistern werden heute viele von uns heimgesucht. Alkohol, Kaffee oder Zigaretten nützen da wenig. Bei Angst haben sich folgende Aromaöle bewährt: Benzoe, Geranium, Kamille, Patschuli, Sandelholz und Ylang-Ylang – als Badezusatz, für Massageöle, in der Duftlampe und in selbstgemixten Parfüms (siehe Kapitel »Heiße Tips zum richtigen Umgang mit ätherischen Ölen«). Bei akuten Angstzuständen hilft am besten das Riechen am Fläschchen.

Wenn Träume Sie quälen

Zur Vermeidung angstvoller Alpträume beduftet man das Schlafzimmer mit Lavendel, Neroli, Petitgrain oder Sandelholz. Selbstverständlich sind immer auch Mischungen erlaubt. Existenzangst läßt sich mit Angelika, Honig, Rose und Zirbelkiefer vertreiben, vor allem dann, wenn sie einer echten Grundlage entbehrt. Jeder entscheidet für sich, welches dieser Öle ihm am meisten zusagt. Bei der Aromatherapie muß man sich nach der eigenen Nase richten. Ist jemandem ein Geruch nicht angenehm, so hilft er auch nicht.

Wenn Ihre Aufmerksamkeit nachläßt

Bei Konzentrationsschwäche leistet Rosmarin ausgezeichnete Dienste. Gleichfalls zu empfehlen sind Basilikum, Lorbeer, Myrte und Pfefferminze. Ein paar Tropfen in die Duftlampe geben – schon geht alles leichter von der Hand.

Düfte sprechen Körper und Seele zugleich an – als eine Einheit.

Wenn Sie sich zu nichts aufraffen können

Wer kennt diese Situation nicht? Man hätte Zeit, möchte gern dieses und jenes erledigen, aber man kann sich für nichts entschließen, trödelt lustlos herum und ärgert sich später über die verpaßte Gelegenheit. Ingwer, Lemongras, Thymian und Zitrone schenken uns die Kraft, diese innere Unlust zu überwinden.

Wenn Ihr Körper schlappmacht

Müdigkeit ist ein Alarmsignal des Körpers. Er ist überfordert und braucht eine Ruhepause. Die sollte man ihm auch gönnen. Wenn das aber in einer Situation nicht möglich ist, greift man zu Basilikum, Majoran, Nelke, Rosmarin oder Thymian, um die Lebensgeister wachzurütteln. Diese Hilfe sollte man aber nur im Notfall in Anspruch nehmen und nicht, um den Körper zu überlisten, ihm immer wieder mehr an Leistung abzuverlangen, als er auf Dauer bringen kann. Das könnte fatale Folgen haben und zu ernsthaften Erkrankungen führen.

TIP:
Wenn Sie sich körperlich erschöpft fühlen, geben Sie Majoran, Nelke und Salbei zu gleichen Teilen in die Duftlampe.

Gegen Nervosität, Ärger, Kummer, Streß

Wenn Ihr Nervenkostüm dünn ist

Nervosität ist zwar häufig streßbedingt, wird aber auch von einer gewissen Schwäche des Nervensystems hervorgerufen. Deshalb sind nervöse Menschen oft auch dann kribbelig, wenn nichts und niemand sie überfordert oder reizt. In solchen Fällen ist eine langfristige Behandlung mit Baldrian, Bergamotte, Kamille, Lavendel, Majoran oder Sandelholz angesagt. Diese Öle lassen sich beliebig kombinieren, zeigen aber auch einzeln eine wohltuende Wirkung. Man gibt sie in die Duftlampe, verwendet sie als Zusatz zu Bädern und Kosmetika.

Wenn der Ingrimm Sie packt

TIP:
Falls Sie nicht Ihre eigene Stimmung, sondern die Ihres Partners positiv beeinflussen möchten, wählen Sie die Duftnote, die dem anderen am besten gefällt.

Nach einem langen anstrengenden Tag genügt oft eine Kleinigkeit, über die man sich ärgert, und der Abend ist gelaufen. Als Gegenmittel empfiehlt sich die Schaffung eines beruhigenden, aufhellenden Raumklimas mit Hilfe von Geranium, Melisse, Neroli, Rose oder Zeder. Möchten Sie, nur zur Ablenkung von dem Ärger, eine sanft erotisierende Stimmung erzeugen, so fügen Sie noch einige Tropfen Patschuli oder Ylang-Ylang hinzu.

Wenn Sie den Tränen nah sind

Benzoe, Bergamotte, Jasmin, Majoran, Perubalsam, Rose und Sandelholz spenden Trost und Wärme. Bei Kummer, aus welchem Grund auch immer, haben sie sich hervorragend bewährt. Für Kinder, die einen schweren Verlust erlitten haben, eignen sich am besten Benzoe, Jasmin und Rose.

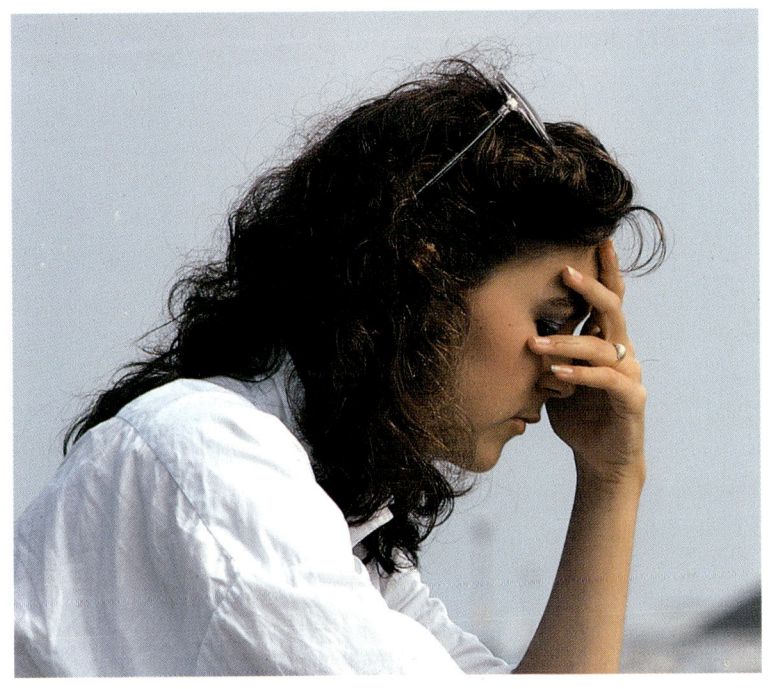

Erwachsene, die etwa einen lieben Angehörigen verloren haben, sprechen vielleicht besser auf Majoran und Bergamotte an. Auch Rosmarin kann Trauernde wiederaufrichten und ihnen neue Zuversicht schenken.

Wenn Sie überlastet sind

Mehr oder weniger wird heute wohl jeder von Streßauslösern geplagt. Das fängt schon im Kindergarten an und hört im Pensionsalter noch lange nicht auf. Lärm und Hektik verfolgen uns auf Schritt und Tritt. Unbewältigter Streß aber schwächt unsere Widerstandskraft gegen Krankheiten aller Art. Regelmäßige Bäder mit Angelika, Honig, Kamille, Lavendel, Melisse, Neroli, Rose oder Rosmarin helfen uns, den täglichen Streß abzubauen. Auch das Riechen am Fläschchen in Streßsituationen hat sich als sehr wirkungsvoll erwiesen.

Ihr erster Schritt gegen den Streß ist der Entschluß, daß Sie sich von ihm nicht beherrschen lassen wollen.

Was Sie sonst noch gegen Streß tun können

- Leichte, vitaminreiche Kost mit viel Obst, Salat und frischem Gemüse
- Regelmäßige Erholungspausen während der beruflichen Arbeit
- Ausreichend Schlaf

Bei Entschlußlosigkeit, Willensschwäche, Lethargie

Damit Sie das Heft wieder in die Hand nehmen

Düfte vermögen oft etwas, was Überreden nie und nimmer erreichen würde.

Soll ich oder soll ich nicht? Diese Frage stellt sich wohl jeder, der vor einer wichtigen Entscheidung steht. Wer aber bei jeder Kleinigkeit lange Überlegungen anstellt und sich am Ende doch nicht entschließen kann, findet Unterstützung bei Eukalyptus, Muskatellersalbei, Rosmarin und Zitrone. Diese ätherischen Öle schenken uns Selbstvertrauen und die Fähigkeit, über den eigenen Schatten zu springen.

Damit Sie sich wieder durchsetzen können

TIP:
Wenn Sie unschlüssig und teilnahmslos sind, geben Sie Limette, Grapefruit und Rosmarin zu gleichen Teilen in die Duftlampe.

Willensschwache Menschen neigen dazu, sich von anderen lenken zu lassen. Aber sie sind nicht glücklich dabei, weil sie oft gegen ihre eigene Stimme handeln und Dinge tun, von denen sie genau spüren, daß sie nicht richtig, nicht gut für sie sind. Doch niemand muß ein Leben aus zweiter Hand führen wie eine Marionette. Angelika, Oregano, Rosmarin, Salbei und Zypresse stärken den eigenen Willen, das Selbstbewußtsein und die Fähigkeit, sich durchzusetzen. Probieren Sie es und geben Sie nicht gleich auf, wenn es nicht auf Anhieb klappt. Der Erfolg stellt sich über kurz oder lang mit Sicherheit ein.

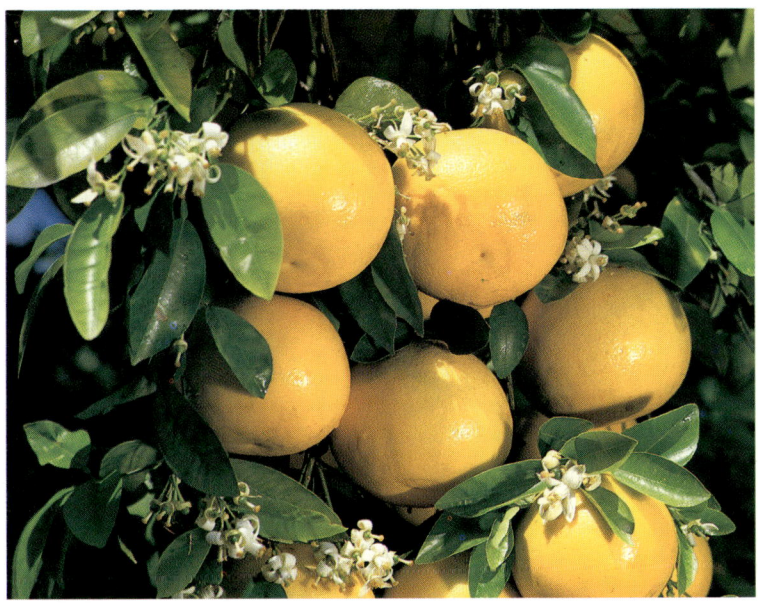

Die spritzige Grapefruit ist – wie die anderen Zitrusöle Bergamotte, Lemongras und Neroli – geeignet, negative Stimmungen aufzuhellen und spornt zu neuen Taten an.

Damit Sie wieder kräftig mitmischen

Das deutsche Wort für Lethargie lautet Teilnahmslosigkeit. Wer darunter leidet, wirkt ständig schläfrig, uninteressiert, träge. Um solche Menschen aus ihrem Dornröschenschlaf zu wecken, sind kräftig anregende Öle erforderlich, aber in sparsamer Dosierung und bitte nicht nach dem Motto »Viel hilft viel«. Pfefferöl ist in diesem Fall ein wahres Zaubermittel, führt aber leider häufig zu Hautreizungen. In der Duftlampe kann es jedoch keinen Schaden anrichten. Außerdem zu empfehlen sind: Citronella, Limette, Thymian, Zimt und Zitrone.

Düfte sprechen das Unbewußte in uns an. Das ist das Geheimnis ihrer erstaunlichen Kräfte.

Was langfristig gegen Lethargie hilft

- Bäder
- Massagen
- Verbesserung des Raumklimas
- Kosmetika

Gegen Minderwertigkeitsgefühle und Depressionen

TIP:

Wenn Sie niedergeschlagen sind und die Welt nur noch grau in grau sehen, gönnen Sie sich ein Bad mit 8 Tropfen Lavendel, 3 Tropfen Jasmin und 4 Tropfen Ylang-Ylang.

Minderwertigkeitsgefühle treten in sehr unterschiedlicher Stärke auf. Mancher wird nur gelegentlich von ihnen heimgesucht, wenn er z.B. miterlebt, wie jemand aus seiner engeren Umgebung eine tolle Leistung vollbringt, und er sich, ein wenig neidisch, eingestehen muß: Das könnte ich nie. In diesen Fällen genügt ein wenig Geranium, Jasmin, Rose oder Ylang-Ylang, und bald ist die Welt wieder in Ordnung.

Andere leiden ein Leben lang unter Minderwertigkeitsgefühlen, jedes kleine Mißgeschick bestärkt sie in dem Glauben, daß sie Versager sind und ewig bleiben werden. Die Gründe für diese Fehleinschätzung liegen oft in der frühen Kindheit. Solche einschneidenden Erfahrungen können am besten mit Hilfe eines guten Therapeuten aufgearbeitet werden.

So vertreiben Sie dunkle Gedanken

1	**3**
Tragen Sie immer ein Riechfläschchen (am besten Neroli) bei sich!	Verwenden Sie nur Kosmetika, die den von Ihnen gewählten Heilduft verströmen!
2	**4**
Nehmen Sie vor dem Schlafengehen ein Bad mit den entsprechenden Aromaölen!	Parfümieren Sie damit auch Ihren Kleider- und Wäscheschrank!

Ätherische Öle aber helfen bei dem Prozeß der Befreiung des eigenen Ich. Lorbeer und Wacholder erweisen sich als gute Verbündete, wenn es darum geht, sich aus seelischer Abhängigkeit zu lösen. Auch Bergamotte, Jasmin, Rose, Sandelholz und Thuja tragen zur Steigerung von Mut und

Selbstvertrauen bei. Mit Massagen erzielt man bei ausgeprägten Minderwertigkeitsgefühlen die beste Wirkung, aber auch Bäder sind hilfreich, ebenso natürlich die entsprechende Beduftung der Räume und der persönlichen Pflegemittel.

Damit Sie wieder Freude am Leben haben

Menschen, die unter Depressionen leiden, haben oft nicht mehr die Kraft, selber etwas für sich zu tun. Da müssen die Familie oder gute Freunde eingreifen. Zum Glück gibt es zahlreiche Aromaöle, die seelisch Kranken wieder Hoffnung und Selbstvertrauen vermitteln können. Sie sollten aber konsequent über einen längeren Zeitraum hinweg eingesetzt werden, nicht nur gelegentlich. Gerade bei Depressionen ist es von entscheidender Bedeutung, daß der Patient selber die Duftöle aussucht, die ihm zusagen. Er weiß instinktiv genau, was er braucht und was ihm guttut. Die Auswahl ist groß: Sie reicht von Bergamotte, Geranium, Jasmin und Lavendel über Melisse, Rose, Schafgarbe und Tonka bis hin zu Veilchen, Ylang-Ylang, Zitrone und Zirbelkiefer.

Neroli gegen Depressionen

Nichts aber vermag Depressionen so eindrucksvoll zu lindern wie Neroli, das Öl der Orangenblüten. Leider ist es nicht gerade billig und wird deswegen nur in Kleinstmengen angeboten. Für die Duftlampe ist es zu schade, aber man kann es sehr gut strecken mit Jojobaöl, ohne daß der wunderschöne typische Geruch verlorengeht.

Auch bei schweren Depressionen, die einen Menschen völlig lähmen können, ersetzen die Duftanwendungen nicht den Therapeuten. Sie vermögen aber das Allgemeinbefinden und die Stimmungslage zu verbessern und sind für den Augenblick sogar geeignet, das Schlimmste zu verhüten. Verzagen Sie also nicht, wenn Sie sich niedergeschmettert fühlen, die ätherischen Öle eilen Ihnen unversehens zu Hilfe.

TIP:
Nehmen Sie kein neues Fläschchen, sondern füllen Sie das Jojobaöl direkt ins Nerolifläschchen.
Gut durchschütteln und immer wieder kontrollieren, ob der Neroliduft noch stark genug durchdringt.

Für neuen Auftrieb bei Erschöpfung

Wie Sie neue Spannkraft bekommen

Nervöse Erschöpfung wird in der Aromatherapie mit Angelika, Cajeput, Kampfer, Pfefferminze, Rosmarin und Zitrone behandelt. Auch hier ist das Riechen am Fläschchen oft die beste Methode.

Körperlicher Erschöpfung begegnet man am besten mit Ingwer, Majoran, Nelke, Thymian und Wacholder. Manche schwören auch auf Muskatnuß und Zimt. Ich selber habe die besten Erfahrungen mit Basilikum und Rosmarin gemacht – als Badezusatz, in der Duftlampe, für Massagen und zum Schnuppern. Sie wirken wie ein Jungbrunnen – erfrischend und belebend.

Man darf sich aber nicht allein auf die wohltätige Wirkung dieser Öle verlassen. Bei Erschöpfungszuständen muß man abschalten, sich Ruhe und Erholung gönnen, sonst kommt es leicht zum Kollaps. Ein Kurzurlaub in schöner Umgebung, verbunden mit der Anwendung von aromatherapeutischen Maßnahmen, bringt Körper und Seele wieder ins Gleichgewicht.

Wie Balsam auf überreizte Nerven wirken Benzoe und der warme, süße Duft von Honig absolue. Wer es herber mag, kann statt dessen zu Styrax greifen.

Für allgemeines Wohlbefinden

Die persönliche Duftnote in Ihrer Wohnung

Wie soll Ihre Wohnung duften? Wie ein Blumengarten, wie eine Frühlingswiese, wie ein Traum aus Tausendundeiner Nacht, wie eine frische Meeresbrise? Nach exotischen Gewürzen, heimischen Wäldern, aromatischen Früchten? Es liegt ganz bei Ihnen. Hier einige Mischungen für Ihre Duftlampe (immer Wasser hinzufügen):

Duftnote »Blumengarten«

- 2 Tropfen Rose
- 1 Tropfen Jasmin
- 2 Tropfen Lavendel
- 2 Tropfen Ylang-Ylang

Duftnote »Frühlingswiese«

- 2 Tropfen Bergamotte
- 2 Tropfen Lemongras
- 3 Tropfen Palmarosa
- 2 Tropfen Latschenkiefer
- 2 Tropfen Veilchen
- Ein wenig Citronellaspray

Duftnote »Tausendundeine Nacht«

- 2 Tropfen Elemi
- 2 Tropfen Cananga
- 2 Tropfen Moschus
- 2 Tropfen Myrrhe
- 2 Tropfen Patschuli
- 2 Tropfen Sandelholz

REZEPT
REGENERIERUNGS-
MASSAGEÖL:
15 Tropfen Ingwer
und je 5 Tropfen Rosmarin
und Lemongras mit
50 ml Mandelöl mischen.
Kräftig durchschütteln.
Oberkörper, Rücken und
Beine damit massieren.

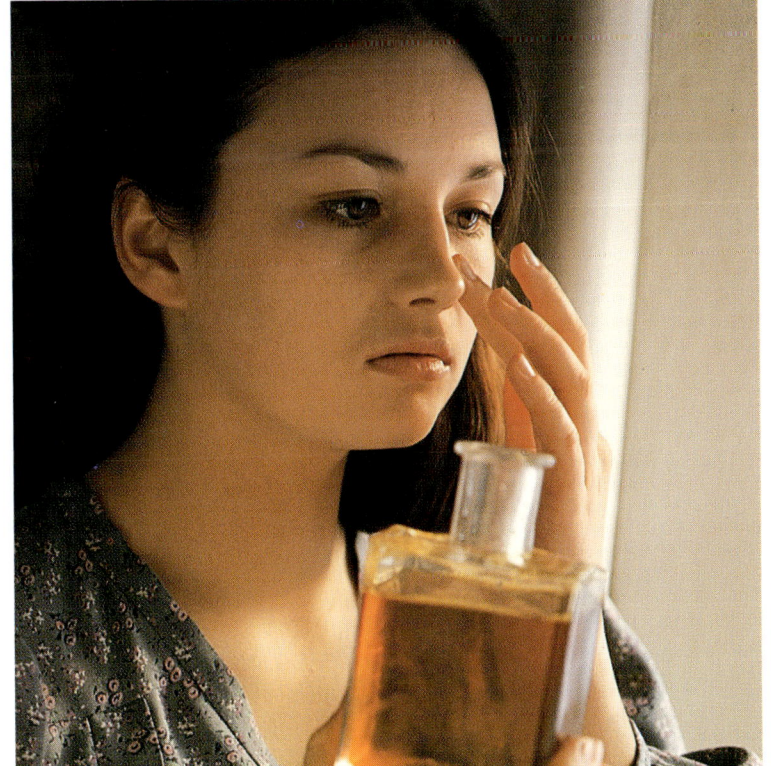

Rosmarin und Thymian
sind die »Renner«, wenn es gilt,
körperliche Erschöpfung
zu überwinden.
Ob in der Aromalampe,
als Badezusatz oder als
Gesichtswasser (siehe Seite 88),
bleibt Ihrer Wahl überlassen.

Drei dieser Duftöle genügen in der Regel. Sie können es aber auch mal mit allen sechs versuchen und zusätzlich Ylang-Ylang im Raum versprühen.

Duftnote »Meeresbrise«
- 2 Tropfen Pfefferminze
- 2 Tropfen Petitgrain
- 2 Tropfen Limette
- 2 Tropfen Palmarosa

Der Duft einer exotischen Gewürzmischung vermittelt das Gefühl von Wärme und Geborgenheit. Sie haben die Wahl zwischen Anis, Benzoe, Ingwer, Kardamom, Muskatellersalbei, Muskatnuß, Nelke und Zimt. Alle diese Öle vertragen sich gut miteinander in der Duftlampe.

»Waldesluft«, erzeugt durch die ätherischen Öle von Edeltanne, Fichte, Kiefer, Latschenkiefer, Zirbelkiefer oder Zypresse, ist eine Wohltat bei Erkältungen, Bronchien- und Lungenproblemen. Sie erhält eine besonders aparte Note durch Hinzufügen von ein wenig Orangenöl, das auch im Raum versprüht werden kann.

Ein »Früchtepotpourri«, sehr beliebt vor allem bei Kindern, wird noch verfeinert und abgerundet durch Zugabe von etwas Honig- und Vanilleöl.

Die Duftöle von Grapefruit, Limetten, Mandarinen, Orangen und Zitronen sind als Stimmungsaufheller unvergleichlich.

Kombination von Düften und Farben

Denken Sie daran, daß auch Farben unsere Stimmung stark beeinflussen. Die »Meeresbrise« kommt am besten zur Geltung in kühlem Blau oder Grün. »Blumengarten« gedeiht vorzüglich in Rosarot oder Hellviolett, exotische Gewürze entfalten ihre Duftfülle in sanften Ocker- oder Brauntönen. Bei einer »Frühlingswiese« denkt man an Hellgelb und zartes Grün, und die betörenden Düfte von »Tausendundeiner Nacht« harmonieren am besten mit Dunkelrot und Purpur.

> **Farben und Düfte sprechen unterschiedliche Sinne an, haben aber vieles gemeinsam, z. B. die schier unbegrenzte Mischbarkeit, die immer neue Nuancen und Eindrücke hervorruft.**

Mit Düften heilen – Aromatherapie

Viele Duftöle besitzen die Fähigkeit, Bakterien und Viren wirksam zu bekämpfen. Sie können Schmerzen lindern, Fieber senken, die körpereigenen Abwehrkräfte mobilisieren, die Ansteckungsgefahr mindern.

Die frühere Heilkunst machte sich diese erstaunlichen Eigenschaften der Aromaöle zunutze. Man sammelte und zerstampfte frische Heilkräuter, trocknete sie, destillierte in einem komplizierten Verfahren die Aromaöle für Salben, Säfte und Pillen. Heute wird dieses uralte Wissen in der alternativen Medizin wiederbelebt.

Wunden und Schmerzen

Auch freilebende Tiere heilen sich bei Krankheiten, Verletzungen und Schmerzen dadurch, daß sie bestimmte Heilpflanzen zu sich nehmen. Das wurde wahrscheinlich in uralter Zeit von Menschen beobachtet und nachgeahmt. Da die orale Einnahme ätherischer Öle umstritten ist, schlage ich vor, statt dessen die Speisen reichlich mit den entsprechenden Kräutern zu würzen. Das erzeugt einen köstlichen Geschmack und wirkt zugleich heilungsfördernd. Wenn man frische Kräuter, wie etwa Rosmarin, Majoran, Basilikum und Estragon, nicht erhalten kann, bieten sich als Alternative in Öl eingelegte Kräuter an, die überall im Handel erhältlich sind. Exotische Gewürze wie Muskatnuß, Ingwer und Zimt sind, sparsam dosiert, gleichfalls zu empfehlen, wenn das

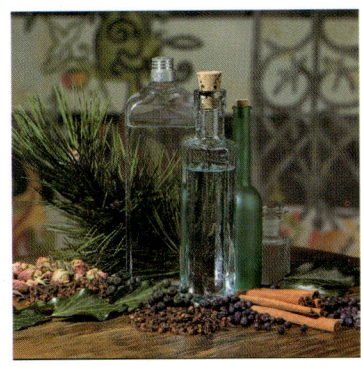

Gewürze – von alters her als Heilmittel bekannt

Freilebende Tiere lehren uns die Kraft der heilenden Pflanzen in der Natur.

17

Krankheitsbild auf die entsprechenden Öle anspricht. Auch Tees mit den jeweiligen Kräutern oder Kräutermischungen wie Kamille, Fenchel, Anis oder Pfefferminze tragen zur rascheren Heilung bei.

Bei Nacken- und Kopfschmerzen sowie bei Muskel-, Nerven- und Ohrenschmerzen ist Lavendel das Mittel erster Wahl. Auf Brand- und andere Wunden, Abszesse, Ekzeme, Geschwüre und Insektenstiche aufgetragen, bewirkt es fast augenblicklich spürbare Erleichterung und fördert eine rasche Heilung. Lavendelöl enthält über 260 Wirkstoffe, das erklärt seine Vielseitigkeit. Auch Rheumatiker und Ischiaskranke wissen die Wohltat einer Massage oder eines heißen Bades mit Lavendelöl zu schätzen. Zudem leistet eine Reihe anderer ätherischer Öle gute Dienste bei der Bekämpfung von Schmerzen.

In Lavendelöl sind über 260 verschiedene Wirkstoffe enthalten – das erklärt die vielseitige Einsetzbarkeit dieses Öles.

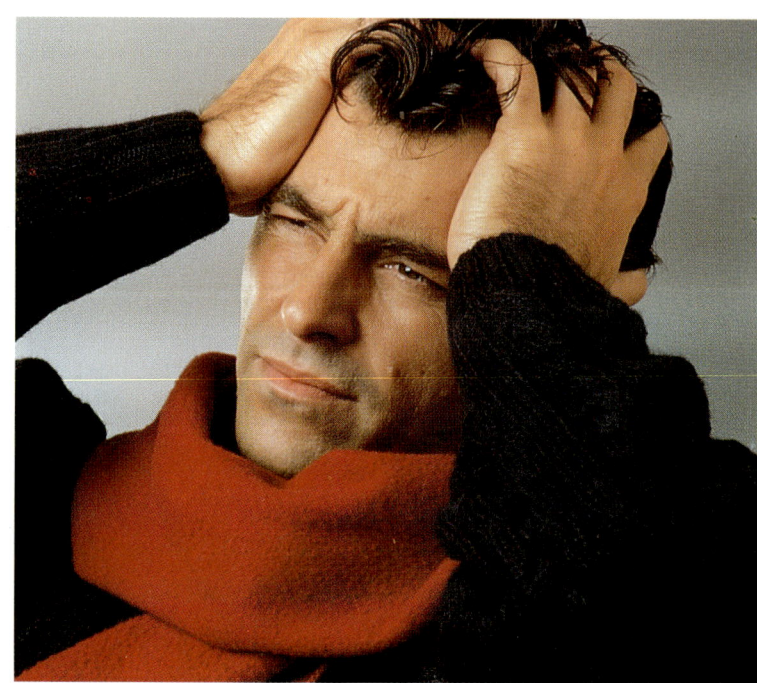

Viele Menschen greifen bei Kopfschmerzen vorschnell zur Tablette. Ätherische Öle, z. B. ein Bad mit Lavendel, helfen dagegen, den Kopfschmerz auf natürliche, »sanfte« Weise zu lindern und zu beseitigen.

Die wirksamsten Aromaöle bei Wunden und Schmerzen

BAUCHSCHMERZEN
Warme Umschläge, Einreiben mit einem Massageöl, das Anis, Fenchel, Kamille und/oder Lavendel enthält. Eine Tasse heißen Wermuttee trinken.

BRANDWUNDEN
Lavendelöl pur auftragen. Oder: Cajeput, Kamille, Myrte, Niaouli, Rosmarin.

HALSSCHMERZEN
Wiederholt mit 1 Tropfen Thymian auf 1 Glas Wasser gurgeln. Ersatzweise: Ingwer oder Zitrone. Mit Lavendel oder Benzoe inhalieren.

KOPFSCHMERZEN
Stirn, Schläfen und Nacken mit 1 bis 2 Tropfen Pfefferminze oder Lavendel einreiben. Auch Eukalyptus, Rosmarin, Salbei und Zitrone sind geeignet. In hartnäckigen Fällen kalte Umschläge mit einem dieser Öle auflegen.

MAGENSCHMERZEN
Kalte Umschläge und/oder Einreiben mit Basilikum, Fenchel, Kamille, Pfefferminze, Teebaum oder Zimt. Sind die Beschwerden von Übelkeit begleitet, so sind Basilikum und Pfefferminze vorzuziehen.

MANDELSCHMERZEN
Häufig inhalieren mit Benzoe, Lavendel oder Thymian. Außerdem viel Vitamin C verabreichen, am besten in Form von frischen Zitrusfrüchten und -säften und grünem Salat.

MUSKELSCHMERZEN
Bei Verspannungen heiße Bäder oder Umschläge und Einreiben mit Jasmin, Kamille, Lavendel, Muskatellersalbei, Wacholder. Nach Überanstrengungen: Kamille, Lavendel, Majoran, Rosmarin.

NERVENSCHMERZEN
Heiße Umschläge mit Cajeput, Geranium, Kamille, Lavendel, Majoran, Muskatellersalbei, Rosmarin. Verschiedene Öle ausprobieren, bis man das wirkungsvollste entdeckt hat.

OHRENSCHMERZEN
In leichten Fällen einen kleinen Wattebausch mit Lavendelöl tränken und vorsichtig ins Ohr schieben. Oder 1 Teelöffel Mandel- oder Olivenöl mit 3 Tropfen Lavendel, Kamille oder Niaouli mischen und etwas davon ins Ohr träufeln. In schweren Fällen unbedingt einen Arzt aufsuchen.

RÜCKENSCHMERZEN
Heiße Bäder und Massagen mit Ingwer, Lavendel, Majoran, Pfeffer- oder Rosmarinöl, wenn die Schmerzen auf Verspannungen oder seelischer bzw. körperlicher Überanstrengung beruhen. Liegt eine Verrenkung oder Verletzung vor, so unterstützt diese Behandlung die Therapie des Chiropraktikers oder des Arztes.

SCHNITTWUNDEN U. Ä.
Auf kleine Wunden Lavendel, Kamille, Niaouli, Schafgarbe oder Teebaum pur auftupfen, auf größere Wunden heiße Umschläge mit einem oder mehreren dieser Öle legen. Für schlecht heilende Wunden kalte Umschläge mit Bergamotte, Myrrhe oder Teebaum.

ZAHNSCHMERZEN
Als erste Hilfsmaßnahme den kranken Zahn und das Zahnfleisch mit einem in Nelkenöl getränkten Wattestäbchen betupfen. Heiße Umschläge mit ein paar Tropfen Kamille auf die Wange legen. Bei Zahnfleischentzündungen betupft man die Stelle mit Orange, Rose, Nelke, Zimt oder Zypresse.

Infektionskrankheiten von Aids bis Typhus

Knoblauch, Lavendel, Nelke, Salbei und Thymian verhindern die Vermehrung von Bakterien, so daß diese uns bald nicht mehr viel anhaben können. Gegen Viren sind Bergamotte, Eukalyptus und vor allem Teebaum wirksam.

Das körpereigene Abwehrsystem wird gestärkt durch Angelika, Bergamotte, Eukalyptus, Lavendel, Niaouli, Rosmarin und Teebaum. Mit diesen Ölen kann man auch der Ansteckungsgefahr energisch begegnen.

Bei Infektionskrankheiten sollte immer ein Arzt hinzugezogen werden. Die Aromatherapie unterstützt die Behandlung, lindert die Beschwerden und beschleunigt die Heilung. Herkömmliche Medikamente und Duftöle vertragen sich gut und beeinträchtigen einander nicht in ihrer Wirkung.

Hoffnung für Aidskranke

Der berühmte englische Aromatherapeut Robert Tisserand macht selbst Aidskranken Hoffnung: »Da es eindeutige Beweise für die antiviralen Eigenschaften einiger ätherischer Öle, besonders bei Grippeerkrankungen, gibt, ist es vielleicht denkbar, daß die Aromatherapie auch bei Aids von Nutzen sein könnte.« Die Erfahrungswerte auf diesem Gebiet stehen leider noch aus, aber mit Sicherheit kann man alles empfehlen, was das Immunsystem stärkt.

Nur wer die bekannten Übertragungswege des Aidsvirus ausschließt, kann sich sicher vor einer Aidsinfektion schützen. Daran müssen wir heute alle denken.

Wann Sie keine Aromaöle verwenden dürfen

- Wer die Notfalltropfen der Blütentherapie von Bach zur Hand hat, darf nicht gleichzeitig Aromaöle verwenden.

- Homöopathische Mittel vertragen sich nicht mit ätherischen Ölen. Sie beeinträchtigen sich gegenseitig in ihrer Wirkung.

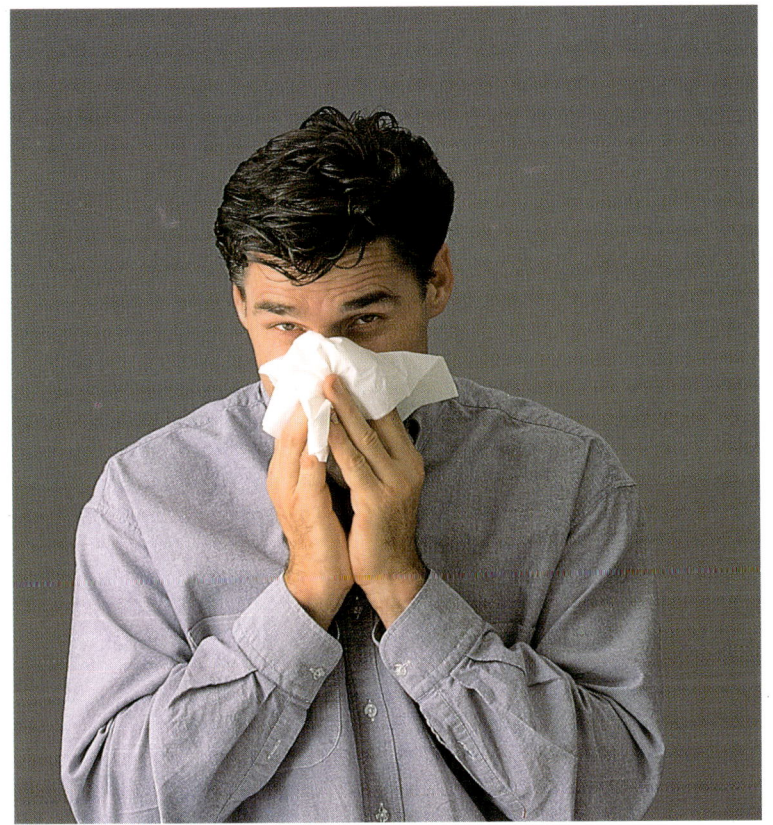

Eukalyptus ist der Verbündete Nummer eins gegen Erkältungskrankheiten. Zudem ist er als Duftöl ein ausgezeichneter Luftreiniger, so daß Krankheitserreger kaum eine Chance haben.

Höhere Wirksamkeit durch gezielte Mischungen

Eine interessante Eigenschaft von Aromaölen: Ihre Wirksamkeit wird verstärkt, wenn man sie miteinander mischt, ganz so, als ob sie einander zu Höchstleistungen anspornen wollten. Das können wir uns zunutze machen. Das vom Patienten bevorzugte Öl wird zum Verbündeten Nummer eins erklärt und beliebig mit kleinen Anteilen der anderen Heilöle gemischt.

Bei Schnupfen könnte das z.B. so aussehen: Sie nehmen Teebaum als »Hauptöl« und fügen Fichte, Myrte und Cajeput bei, oder Eukalyptus als »Hauptöl«, ergänzt mit Myrrhe, Niaouli und Teebaum.

Gemeinsam sind wir stark! Diese Devise gilt auch unter den Duftölen.

Die wirksamsten Aromaöle bei Infektionen

CHOLERA

Cajeput, Eukalyptus, Niaouli, Teebaum. Sanft in die Bauchgegend einmassieren. Bei Besserung des Allgemeinzustands auch für Bäder.

GELBFIEBER

Lavendel, Sandelholz, Thymian, Wacholder, Zeder und Zimt. Kalte Wadenwickel mit Lavendel senken das Fieber. Bei Schmerzzuständen sanft einreiben. Später auch Bäder.

GELBSUCHT

Geranium, Kamille, Pfefferminze, Rosmarin, Thymian, Zitrone, Zypresse. Kalte Umschläge auf Leber, Magen und Bauch, sanft einreiben. Später Bäder.

GRIPPE

Eukalyptus, Lavendel, Nelke (fürs Raumklima, nicht für Bäder), Niaouli, Pfefferminze und vor allem Teebaum. Täglich warme Bäder, vor allem im Anfangsstadium. Schmerzende Glieder einreiben. Zur Nachbehandlung: Angelika, Bergamotte, Rosmarin.

LUNGENENTZÜNDUNG

Cajeput, Estragon, Eukalyptus, Fichte, Kiefer, Lavendel, Niaouli, Teebaum. Jede halbe Stunde Massageöl mit 2 bis 3 dieser Öle sanft auf Brust und Rücken einreiben. Bäder und Inhalieren erst, wenn das Fieber abgeklungen ist.

MALARIA

Cajeput, Eukalyptus, Myrte, Niaouli und Teebaum. Anwendung wie bei Gelbfieber.

RUHR

Die Ruhrbakterien werden vor allem von Niaouli, Teebaum und Thymian in Schach gehalten. Gleichfalls geeignet sind: Cajeput, Eukalyptus, Knoblauch, Myrte und Zitrone. Anwendung wie bei Cholera.

SCHNUPFEN

Eine Virusinfektion, die bei sofortiger Anwendung der richtigen Aromaöle meist rasch abklingt. Inhalieren und Bäder mit Cajeput, Eukalyptus, Fichte, Myrrhe, Myrte, Niaouli und Teebaum.

TUBERKULOSE

Diese leider wieder im Vormarsch begriffene bakterielle Infektionskrankheit wird mit Bergamotte, Cajeput, Eukalyptus, Kampfer, Myrte, Niaouli, Pfefferminze, Sandelholz, Teebaum und Thymian bekämpft. Brust und Rücken sanft mit verdünntem Heilöl einreiben, Bäder.

TYPHUS

Knoblauch, Lavendel, Thymian und Zitrone beeinflussen den Krankheitsverlauf günstig. Die Bauchgegend leicht mit dem entsprechenden Massageöl einreiben. Später Bäder.

Schwindelanfälle, Ohnmacht und Schock

Als Goethes Gretchen in der Kirche ohnmächtig wurde, hielt die Nachbarin ihr »das Fläschchen« unter die Nase. Ich möchte wetten, daß es Kampfer enthielt. Kampfer regt den Kreislauf an und stärkt Herz und Nerven. Aber Kampfer löst auch Depressionen und verhilft zu innerer Klarheit. Gretchen hätte keine bessere Wahl treffen können.

Am Fläschchen riechen …

Auch mit Neroli oder Pfefferminze kann man Ohnmächtige wiederbeleben, ersatzweise greift man zu Ingwer, Lavendel oder Rosmarin: am Fläschchen riechen lassen und in jede Schläfe einen Tropfen einmassieren, ausnahmsweise pur. Neroli baut zusätzlich Ängste ab, Pfefferminze wirkt anregend und krampflösend. Nach dem Erwachen am besten eine Tasse heißen Pfefferminztee mit Honig geben.
Wer zu Schwindelanfällen neigt, sollte ständig ein Fläschchen Basilikum, Lavendel, Pfefferminze, Rosmarin oder Thymian bei sich tragen und es schon bei den ersten Anzeichen benutzen.

ACHTUNG:
Verwenden Sie Kampfer nicht bei Kindern unter sechs Jahren. Auch bei Epileptikern ist Kampfer streng untersagt.

… und den Raum beduften

Bei nächtlichem Auftreten von Schwindel, meist beim Umdrehen im Bett, sollten Sie vorsorglich das Schlafzimmer und Kopfkissen entsprechend beduften und das Riechfläschchen in Reichweite auf den Nachttisch stellen.
Wenn jemand einen Schock erlitten hat, sind vor allem Ruhe und Wärme angesagt. Nach Möglichkeit hinlegen und warm zudecken. Der Duft von Neroli- und Pfefferminzöl ist am wirksamsten, aber auch Kamille, Lavendel, Melisse und Petitgrain leisten gute Dienste: direkt am Fläschchen riechen, den Raum entsprechend beduften.

Die inneren Organe

Durch Schaffung des richtigen Raumklimas, Bäder, Einreiben, Inhalieren, Umschläge und Schnuppern am Fläschchen kann man bei Funktionsstörungen und Erkrankungen auch auf die inneren Organe Einfluß nehmen. Die heilenden Wirkstoffe der ätherischen Öle dringen über die Atemwege oder durch die Poren der Haut direkt zu den Schwachstellen vor.

Wenn ein Organ krank ist, leidet der Organismus insgesamt. Die Aromaöle sprechen den ganzen Organismus an – und erreichen so auch seine kranken Teile.

Die Blase

Bei schmerzhaften Blasenbeschwerden erzielt man gute Erfolge mit Bergamotte (für Bäder), Kamille und Lavendel (zum Einreiben). Eine gute Alternative ist Sandelholz. In Frage kommen auch Cajeput, Fenchel, Myrte, Wacholder, Zeder und Zimt. Heiße Umschläge mit Kamille lindern die Schmerzen zusätzlich, auch das Trinken von viel heißem Kamillentee ist sehr zu empfehlen.

Die Galle

Schmerzlinderung bei Gallensteinen erzielt man durch sanftes Einreiben von Lavendel, Rose und Rosmarin. Bei einer Entzündung der Gallenblase ist Rosmarin optimal. Erleichterung bringen auch Immortelle und Petersilie. Gallenkoliken bekämpft man mittels heißer Umschläge mit Kamille, Melisse und/oder Schafgarbe.

Das Herz

Herzstärkende Öle sind Kampfer, Knoblauch, Lavendel, Pfefferminze, Neroli, Rose, Rosmarin und Ylang-Ylang. Ein wenig Rosmarinöl pur in der Herzgegend eingerieben, kann bei akuten Anfällen Wunder wirken – besonders zu empfehlen als erste Hilfsmaßnahme vor dem Eintreffen des Arztes.

Wer häufig unter Herzklopfen oder -jagen zu leiden hat, sollte täglich ein warmes Bad mit Lavendel, Neroli, Rose und/oder Ylang-Ylang nehmen und die Herzgegend mit einem entsprechenden Massageöl einreiben. Zusätzlich sollte man Knoblauchöl zu sich nehmen, am besten in Form von (fast) geruchlosen Kapseln, oder viel frischen Knoblauch verzehren. Herzrhythmusstörungen legen sich bei regelmäßiger Anwendung von Kamille, Neroli, Pfefferminzöl, Rose und/oder Rosmarin in Form von Einreibungen und als Badezusatz.

WICHTIG:
Bevor Sie Herzbeschwerden und Unregelmäßigkeiten Ihres Herzschlages selbst behandeln, müssen Sie zuerst die Ursache von einem Arzt abklären lassen.

Der Kehlkopf

Bei Kehlkopfentzündungen ist häufiges Inhalieren angeraten, und zwar am besten mit Benzoe, Lavendel, Myrte, Sandelholz und/oder Thymian. Führt eine Kehlkopfentzündung zu Stimmverlust, so erzielt man oft sehr gute Erfolge durch Einreiben des Halses rundum mit Sandelholzöl. Auch Thymian, Zitrone oder Zypresse sind hierfür geeignet.

Die Leber

Die Arbeit der oft überlasteten Leber beim Abbau von Schadstoffen wird unterstützt durch Bäder und sanftes Einreiben mit Immortelle, Kamille, Pfefferminze, Rosmarin, Wacholder und Zitrone. Bei akuten Beschwerden sorgen warme (nicht heiße!) Umschläge mit einem oder mehreren dieser Öle für Linderung. Wer zu tief ins Glas geschaut hat, hält sich am besten an Rosenöl. Gegen Leberzirrhose hat Zitronenöl die beste Wirkung gezeigt.

TIP:
Gegen Übelkeit und Kopfschmerzen nach übermäßigem Alkoholgenuß helfen Wacholder, Rosmarin, Fenchel, Thymian und Pfefferminze.

Der Magen

Bei Magenschmerzen wirken kalte Kompressen und Einreibungen mit Anis, Estragon, Fenchel, Geranium, Pfefferminze oder Sandelholz ausgesprochen wohltuend. Bei Magenkrämpfen rät die Aromatherapie zu Basilikum, Kamille, Muskatellersalbei, Melisse und/oder Teebaum. Magengeschwüren ist im allgemeinen am besten mit Basilikum, Cajeput, Kamille, Pfefferminze oder Zitrone abzuhelfen.

Die Nieren

Nicht mehr voll leistungsfähige Nieren werden gestärkt durch Bäder und Einreiben mit Orange, Sandelholz und Schafgarbe. Die ärztliche Behandlung von Nieren- und Nierenbeckenentzündungen wird unterstützt durch Eukalyptus, Kamille, Melisse, Schafgarbe oder Zypresse bzw. Fichte, Sandelholz und Wacholder. Bei akuten Schmerzen am Fläschchen riechen, fortfahren mit Bädern und Einreibungen.

Badezusätze bei Prostatabeschwerden		
• Benzoe	• Sandelholz	• Wacholder

Krebs

Das Immunsystem ist bei vielen schweren Krankheiten, nicht zuletzt bei Krebs, ein entscheidender Faktor.

Niemand wird zu behaupten wagen, er könne Krebs heilen, selbstverständlich auch kein Aromatherapeut. Eine der vielen Theorien über diese schreckliche Krankheit besagt, daß eine Immunschwäche mit im Spiel sei. Auch das ist keinesfalls bewiesen, aber es kann kein Zweifel daran bestehen, daß bei einer so schweren Erkrankung eine Stärkung des Immunsystems angebracht ist.

Zahlreiche Heilöle bieten sich da an: Bergamotte, Estragon, Eukalyptus, Geranium, Knoblauch, Nelke, Salbei, Zeder, Zypresse und Zwiebel. Interessant ist, daß Knoblauch und Zwiebel, frisch genossen, auch in der alternativen Krebsbehandlung eine wichtige Rolle spielen.

Sanfte Massagen

In englischen Krankenhäusern, die der Aromatherapie aufgeschlossen gegenüberstehen, bedient man sich regelmäßig sanfter Massagen mit ätherischen Ölen – zur Besserung des Allgemeinzustands der Krebskranken (auch was das Seelenleben betrifft) und zur Bekämpfung akuter Schmerzen. In Norwegen wird vor und nach Bestrahlungen ein wenig Lavendelöl aufgetragen, um Strahlungsschäden zu vermeiden und bereits bestehende zu begrenzen.

Raum- und Seelenklima

Mehr noch als andere Schwerkranke werden Krebspatienten von Depressionen und Ängsten geplagt, wobei die Ängste vor einem qualvollen Dahinsiechen und dem, was nach dem Tode vielleicht zu erwarten ist, wohl an erster Stelle stehen. Diese Ängste lassen sich mit Hilfe der Aromatherapie abbauen oder zumindest besänftigen.

Ein Raumklima mit Düften von Benzoe, Jasmin, Kamille, Rose, Sandelholz und Ylang-Ylang trägt viel zum seelischen Wohlbefinden Krebskranker bei.

Sie können für einen Todkranken viel tun, wenn Sie ihm Ihre Achtung und Liebe zeigen. Ätherische Öle können Gefühle zum Fließen bringen.

Rosenöl für Sterbende

- Echtes Rosenöl ist, wenn auch teuer, hervorragend dazu geeignet, Sterbenden den Übergang in eine andere Welt zu erleichtern.

  Es wirkt stark beruhigend und aufhellend, vertreibt Depressionen und schafft eine Atmosphäre von Wärme und Liebe, die jedem Leid seine Schwere nimmt.

- Man vermischt 1 Tropfen Rosenöl mit ein wenig reinem Alkohol und destilliertem Wasser. Die Konzentration wird durch die Wassermenge bestimmt, der Rosenduft sollte noch kräftig durchdringen.

- Diese Mixtur wird im Zimmer versprüht, ein wenig davon kommt ins Riechfläschchen.

Die rheumatoide Arthritis ist eine gefürchtete, da sehr schmerzhafte Gelenkentzündung. Die notwendige Entgiftung des Körpers wird durch warme Bäder und Einreibungen mit den entsprechenden ätherischen Ölen unterstützt.

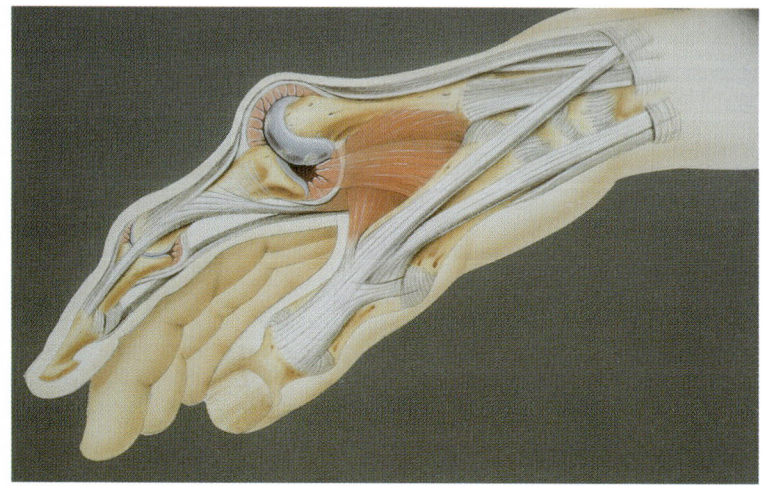

WICHTIG: Verwenden Sie keinesfalls Ysop, wenn Sie epilepsiegefährdet oder schwanger sind.

Chronische Krankheiten

Gerade bei chronischen Krankheiten sind Linderung von Schmerzen und eine Besserung des Allgemeinbefindens außerordentlich wichtig. Zur Stimmungsaufhellung sind ätherische Öle wie Bergamotte, Geranium, Jasmin, Lavendel, Lemongras, Neroli und Ylang-Ylang zu empfehlen. Das richtige Raumklima und Schnuppern am Fläschchen können Hoffnung und neuen Mut schenken. Damit wächst auch die Fähigkeit, mit den speziellen Umständen der Krankheit besser fertigzuwerden. Schon die Bereitschaft, etwas Neues auszuprobieren, ist ein gutes Zeichen. Nur wer sich aufgibt, ist dem Leiden hilflos ausgesetzt.

Gicht

Gicht, eine – besonders wenn sie die Gelenke befällt – sehr schmerzhafte Stoffwechselerkrankung, gilt zwar als heilbar, kann aber auch chronisch werden. Die Gelenkentzündungen entstehen durch Ansammlung von Harnsäure in den Gelenken, und zwar in Form von Kristallen. Die notwendige Entgiftung des Körpers wird angeregt durch warme Bäder und Einreibungen mit Angelika, Fenchel, Wacholder, Zitrone und/oder Zypresse. Zur besseren Durchblutung, die den Abtransport der Schadstoffe begünstigt, sind heiße Umschläge mit Ingwer, Majoran oder dem Öl des schwarzen Pfeffers geeignet.

Die Schmerzen werden gelindert durch Bäder, kalte und warme Umschläge und Einreiben mit Benzoe, Kamille, Lavendel, Rosmarin und Teebaum. Nach jeder aromatischen Wärmebehandlung sollte man das Gelenk soviel wie möglich bewegen. Es darf kein Hitzestau entstehen.

Asthma

Bei Asthma sollten die Heilöle nicht in der Duftlampe verdampft und auch nicht inhaliert werden. Feuchte Wärme ist nicht gut für den Patienten. Schaffen Sie das entsprechende Raumklima besser durch Versprühen, über die Duftpyramide oder den Duftstein. Direkt am Fläschchen riechen hilft bei akuten Anfällen, mit Einreibungen des ganzen Oberkörpers wird die Behandlung fortgesetzt.

Die gleichen Heilöle dienen übrigens dazu, hartnäckigen Husten zu bekämpfen. In diesem Fall wirkt Inhalieren am besten, außerdem sanftes Einreiben von Hals und Brust mit dem entsprechenden Massageöl (siehe Kapitel »Heiße Tips zum richtigen Umgang mit ätherischen Ölen«).

Auf lang andauernde Leiden hat sich der Organismus meist so eingestellt, daß der Weg aus der Krankheit sanft und behutsam sein sollte.

Die wirksamsten Aromaöle bei Asthma		
• Anis	• Kamille	• Thymian
• Benzoe	• Lavendel	• Ysop
• Bergamotte	• Neroli	• Weihrauch

Zu niedriger oder zu hoher Blutdruck

Zu niedriger Blutdruck wird angeregt durch Massagen und Bäder mit Kampfer, Pfefferminze, Rosmarin, Salbei, Thymian und Ysop. Zu hoher Blutdruck kann gedämpft werden durch Basilikum, Knoblauch (auch frisch), Lavendel, Majoran, Melisse, Neroli und Ylang-Ylang. Rosmarin hat übrigens die erstaunliche Eigenschaft, den Blutdruck zu normalisieren, dieses Öl kann also bei zu niedrigem und auch bei zu hohem Blutdruck eingesetzt werden. Bei hohem Blutdruck sollte man es aber nicht zu häufig verwenden und sehr sparsam dosieren.

Hinter Bluthochdruck steckt oft eine tiefsitzende Angst. Die psychische Komponente sollten Sie mit beachten.

Rheuma

Jeder Rheumatiker weiß, wie wohltuend Wärme ist. Bäder mit Kamille, Lavendel, Majoran, Muskatnuß, Rosmarin, Wacholder und/oder Zypresse lindern die Schmerzen und fördern die Durchblutung und Entgiftung des Körpers. Bei akuten Schmerzzuständen sind auch heiße Umschläge zu empfehlen, besonders mit Lavendel oder Rosmarin. Auf die Dauer können sie aber schädlich sein, weil es leicht zu Hitzestaus kommt. Bei Rheuma sind Massagen mit den entsprechenden Duftölen unerläßlich, um die Blutzirkulation zu steigern. Auch Einreibungen bringen Linderung.

Bei allen chronischen Erkrankungen kommt es darauf an, die Lebensweise zu ändern, durch die die Krankheit hervorgerufen wurde, d.h.:

- Weniger Genußgifte (Nikotin, Alkohol, Koffein)
- Mehr Frischkost
- Weniger (am besten gar kein) Fleisch
- Kräutertees
- Möglichst viel Bewegung im Freien.

Schon ein täglicher Spaziergang von einer dreiviertel Stunde kann die Beschwerden erheblich bessern.

Eßstörungen und Gewichtsprobleme

Eßstörungen und Gewichtsprobleme können Frauen und Männern gleichermaßen zusetzen. Dabei spielt nicht nur die Eitelkeit eine Rolle, sondern auch die Gesundheit. Dicke Menschen sind nun einmal anfälliger für viele Krankheiten, doch übertriebener Schlankheitswahn und ständige Appetitlosigkeit führen nach einer gewissen Zeit mit Sicherheit ebenso zu gesundheitlichen Problemen.

Appetitlosigkeit und Heißhungerattacken

Mangel an Appetit kann verschiedene Ursachen haben. Häufig tritt er nach längerer Krankheit auf, also in der Rekonvaleszenz. Kummer und Sorgen können ebenso schuld daran sein wie eine große Liebe. Menschen reagieren jedoch ganz verschieden auf emotionale Belastungen: Angst und Streß rufen bei den einen Heißhunger hervor, bei anderen führen sie zur Verweigerung jeglicher Nahrung.

Ausgleichend wirkt da Fenchelöl. Es kann den Appetit sowohl zügeln als auch anregen. Die römischen Soldaten kauten auf ihren endlosen Märschen Fenchelsamen, um den Hunger zu betäuben. Auch Bergamotteöl, vorwiegend als Appetitanreger verwendet, kann krankhafte Eßlust zähmen. Beide Heilöle werden als Badezusatz, für Massagen, zur Parfümierung der persönlichen Kosmetika und zur Schaffung eines entsprechenden Raumklimas verwendet.

WICHTIG:
Fenchelöl ist für Kinder unter sechs Jahren streng untersagt. Geben Sie ihnen Fenchelhonig und Fencheltee.

Magersucht

Magersucht bei jungen Mädchen, die sich unbewußt dagegen sträuben, Frau zu werden, kann lebensgefährliche Formen annehmen. Deshalb ist die Behandlung durch einen guten Psychotherapeuten unbedingt erforderlich. Parallel bietet die Aromatherapie die Behandlung mit ätherischen Ölen in Form von Bädern und Massagen an. Hat die Patientin ihre Lieblingsöle herausgefunden, so sollte sie auch ihr Zimmer damit beduften, ihr Parfüm, ihr Gesichtswasser (möglichst Rose verwenden!) und ihre Hautcreme (siehe Kapitel »Heiße Tips zum richtigen Umgang mit ätherischen Ölen«).

Die genannten Duftöle sind nicht in erster Linie Appetitanreger, sondern wirken auf die Psyche. Sie lassen den eigenen Körper wieder liebenswert erscheinen, stärken das Selbstwertgefühl, bauen Angst und Streß ab, wirken beruhigend,

Aus Obst und Gemüse, von Magersüchtigen als Nahrungsmittel noch am ehesten akzeptiert, lassen sich viele kleinere Mahlzeiten zubereiten, die, mit Estragon, Kümmel oder Oregano gewürzt, den Appetit anregen.

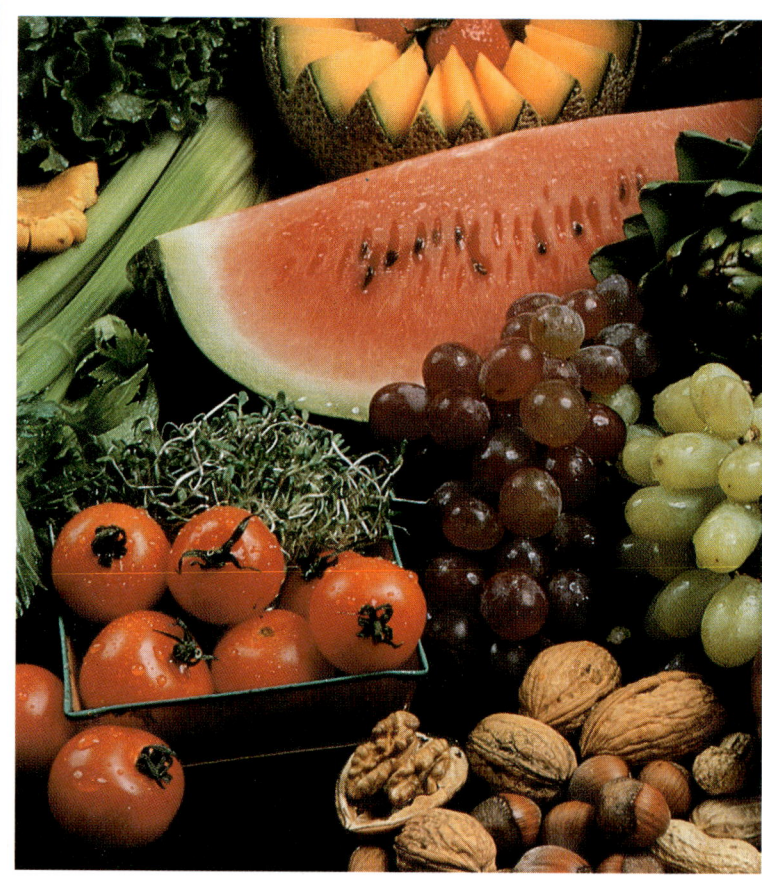

Die wirksamsten Aromaöle bei Appetitmangel

Die folgenden Öle eignen sich als Badezusatz, für Massagen und Riechfläschchen sowie zur Verbesserung des Raumklimas.

Doch auch als Speisegewürze regen sie zusammen mit Zitrone den Appetit an.

- Estragon
- Ingwer
- Kardamom
- Kümmel
- Muskatnuß
- Oregano

wärmend und antidepressiv. Magersüchtige brauchen vor allem zu Beginn der Behandlung viele Vitamine und Mineralstoffe, besonders Zink. Obst, rohes Gemüse und Salate werden noch am ehesten akzeptiert als Nahrungsmittel, die nicht dick machen. Daraus lassen sich viele kleine Mahlzeiten zubereiten, die den Körper wenigstens mit den wichtigsten Nährstoffen versorgen.

In den Medien wird uns ein verzerrtes Ideal von Schlankheit eingeimpft. Das macht es schwer, ein unverkrampftes Gefühl zum eigenen Körper zu entwickeln.

Die wirksamsten Aromaöle bei Magersucht

- Bergamotte
- Geranium
- Jasmin
- Kamille
- Lavendel
- Muskatellersalbei
- Neroli
- Rose
- Ylang-Ylang

Fettsucht

Fettsucht ist unter Umständen noch schwieriger zu heilen, da übergewichtige Menschen meistens einen schlechteren Geruchssinn besitzen als andere. Auch hier haben manche Aromatherapeuten hervorragende Erfahrungen mit Bergamotte gemacht, das ein erstklassiger Stimmungsaufheller ist, den Appetit regelt und Depressionen vertreibt.

Viele Menschen versuchen ja in ihrer Hilflosigkeit, seelische Probleme durch Freßanfälle zu kompensieren. Das führt dann zu dem bekannten Kummerspeck.

Die Heilbehandlung von Fettsüchtigen

1

Da der Geruchssinn nicht mehr einwandfrei funktioniert, brauchen Übergewichtige zunächst Massagen mit einem Basisöl (siehe Kapitel »Heiße Tips für den Umgang mit ätherischen Ölen«), dem Bergamotte, Fenchel, Geranium, Rosmarin, Wacholder, Zitrone und/oder Zypresse zugesetzt wurde.

2

Diese Aromaölmischung sollte auch regelmäßig als Badezusatz verwendet werden.

3

Der Verzehr von viel Knoblauch und Zwiebeln unter-

stützt die Funktion der Schilddrüse (wichtig zur Gewichtsregulierung).

4

Fenchel ist hervorragend dazu geeignet, den Appetit zu zügeln, am besten kaut man die Samen und trinkt viel starken Fencheltee.

5

Wacholder wirkt stark entgiftend und harntreibend, befreit den Körper also von Schlacken.
Aber dosieren Sie nicht zu hoch, wenige Tropfen genügen – sonst kann leicht die entgegengesetzte Wirkung eintreten.

Fettsüchtige verurteilen sich meist unbewußt selbst sehr stark. Gerade das treibt sie in den Teufelskreis der Sucht.

Hautkrankheiten

Nach Meinung von Hautärzten sind etwa ein Drittel aller Hautkrankheiten und -irritationen psychosomatisch bedingt. Weitere Faktoren sind schädliche Umwelteinflüsse, falsche Pflege und aggressive Reinigungssubstanzen. Doch nun die gute Nachricht: Die ganze Palette ihrer Heilkraft entfaltet die Aromatherapie, wenn es um Hautprobleme geht, sei es, daß die ätherischen Öle das gesunde Zellwachstum anregen, die Durchblutung fördern, den Körper entgiften oder Juckreiz und Schmerzen vertreiben.

Aromaöle, die die Haut reizen können

- Basilikum
- Lemongras
- Melisse
- Pfefferminze
- Thymian
- Zitrone

Auch bei Hauterkrankungen gilt die goldene Regel: Immer die Öle wählen, die der Patient bevorzugt, und ein entsprechendes Raumklima schaffen. Auch ist das Schnuppern am Fläschchen zu empfehlen. Vorsicht ist bei bestimmten Ölen geboten, die selbst stark verdünnt die Haut noch reizen.

Seien Sie bei übersensibler Haut besonders vorsichtig beim Dosieren der Aromaöle.

Der »Muntermacher« Thymian gehört zu den ätherischen Ölen, die hautreizend sind und deshalb niedrig dosiert werden müssen. Während der Schwangerschaft und bei Bluthochdruck darf Thymian nicht verwendet werden.

Die wirksamsten Aromaöle bei Hautkrankheiten

AKNE
Gesichtswasser:
mit Bergamotte, Geranium und Lavendel.
Gesichtsöl:
mit Nachtkerzenöl als Basis, vermischt mit Bergamotte, Geranium, Rosmarin, Sandelholz.
Gesichtsmaske (zwei- bis dreimal pro Woche):
3 Eßlöffel Heilerde mit Wasser dünn anrühren, 1 Tropfen Bergamotte, 2 Tropfen Geranium, 1 Tropfen Kamille und 1 Tropfen Zypresse einrühren.
Zur Nachbehandlung:
Weizenkeimöl mit Lavendel und Neroli.

DERMATITIS
(nicht infektiöse)
Gesichtswasser:
mit Geranium, Kamille, Neroli und Sandelholz.
Gesichts- oder Körperöl:
Aloe-, Jojoba- oder Nachtkerzenöl als Basis, mit Benzoe, Immortelle, Kamille, Lavendel, Neroli, Sandelholz.
Lauwarme Bäder mit Kamille, Lavendel, Myrte.

EKZEME
Bäder und Massagen/Einreibungen mit Kamille, Lavendel, Teebaum, Ysop, Zeder.
Feuchtigkeitsspendende Neutralsalbe mit Lavendel, Teebaum, Wacholder, Weihrauch, bei trockenen Ekzemen mit Geranium.

FURUNKEL
Heiße Umschläge mit Bergamotte, Kamille, Lavendel.
Die Umgebung mit den gleichen Heilölen und Zwiebelöl in starker Verdünnung kalt abwaschen.

GESCHWÜRE
Warme Umschläge mit Benzoe, Bergamotte, Lavendel, Niaouli und Teebaum.
Die Umgebung häufig kalt damit abwaschen.

GÜRTELROSE
Mehrfach täglich unverdünnt mit einem Wattestäbchen oder Pinsel Bergamotte, Eukalyptus oder Teebaum auftragen.
Abends ein Aromabad mit den gleichen Ölen.
Zur Nachbehandlung:
Kamille und Lavendel.

HERPES
Bei Lippenbläschen abwechselnd Lavendel pur und eine Mischung aus je 2 Tropfen Bergamotte, Eukalyptus und Teebaumöl auf 1 Teelöffel Alkohol auftragen. Bei Herpes im Genitalbereich die gleiche Mischung in 1 Liter abgekochtes Wasser gießen und kräftig schütteln.
Für häufige Waschungen der betroffenen Stellen.

JUCKREIZ
Nicht kratzen! Dadurch kommt es zu Entzündungen und Ekzemen. Tragen Sie 1 bis 2 Tropfen Lavendel oder Teebaumöl pur auf. Auch Bäder mit 3 Tropfen Lavendel und 3 Tropfen Kamille helfen gut, besonders vor dem Schlafengehen. Zwischendurch kalte Waschungen. Man mischt eines oder zwei der angegebenen Öle mit 1 Teelöffel Alkohol und gießt das Ganze in 1/2 Liter abgekochtes Wasser.
Alternativen:
Melisse, Pfefferminze, Sandelholz.

Die wirksamsten Aromaöle bei Hautkrankheiten

KOPFGRIND

30 Gramm Neutralcreme mit 12 Tropfen Lavendel, 6 Tropfen Myrrhe und 12 Tropfen Teebaumöl mischen. Viermal täglich auftragen. Nachbehandlung mit Rosmarinwasser regt den Haarwuchs wieder an.

KRÄTZE

Bäder mit Kamille, Lavendel und Rosmarin, zweimal täglich. Anschließend eincremen mit einer Neutralsalbe plus 5 Prozent Bergamotte, Lavendel, Melisse, Pfefferminze, Rosmarin und/oder Zitrone sowie 2 bis 3 Tropfen Nelke oder Zimt.
Zur Nachbehandlung ausgetrockneter Haut: ein beliebiges Basisöl mit Benzoe, Lavendel, Myrrhe oder Neroli. Ratsam ist die gleichzeitige Einnahme von Knoblauch (Dragees oder frisch).

PILZERKRANKUNGEN

Bei feuchter, nässender Haut Citronella, Kamille, Lavendel, Myrrhe, Pfefferminze, Teebaum in reinem Alkohol auflösen und auftragen. Ist die Haut trockener geworden, die gewählten Öle mit Neutralsalbe vermischen zur Fortsetzung der Behandlung. Bei Fußpilz auch Fußbäder mit Thymian anwenden.

PSORIASIS

(Schuppenflechte)
Nur sehr schwer heilbar. Frfolgreicher Versuch nach Tisserand:
Zuerst Kompressen nur mit Kamille und Lavendel, dann zusätzlich mit Bergamotte, in der dritten Phase auch noch mit Geranium.
Außerdem Bäder mit diesen vier Ölen. Regelmäßiges Einreiben von Nachtkerzenöl als Basisöl, mit Bergamotte, Cajeput, Zistrose, Immortelle, Oregano und/oder Teebaum, schafft Linderung.
In einigen Fällen gute Erfahrungen mit Auftragen von Teebaumöl pur, abwechselnd mit dem obigen Öl oder einer entsprechenden Creme.

WARZEN

Verunstalten nicht nur, sondern können auch sehr schmerzhaft sein, besonders an den Fußsohlen.
Das beste Gegenmittel: Reines Zitronenöl mit einem Wattestäbchen pur auftragen.
Alternative: Teebaumöl.
Nachbehandlung: Weizenkeimöl mit etwas Lavendel mischen und einreiben. Einnahme von Knoblauch (Dragees oder frisch) beschleunigt die Heilung.

ZELLULITIS

Bäder und Massagen mit Fenchel, Kamille, Orange, Oregano, Pampelmuse, Rosmarin, Schafgarbe und/oder Wacholder, Zitrone, Zypresse.
Als Badezusatz je 3 Tropfen von vier dieser Öle mit 2 Eßlöffeln flüssigem Honig verrühren; die gleiche Mischung eignet sich auch als Massageöl.
Sehr wichtig ist dabei das Wacholderöl zur schonenden Entwässerung.

Bagatellbeschwerden und Wehwehchen

REZEPT VIERWINDEÖL:

5 Tropfen Anisöl mit 1 Eßlöffel Mandelöl vermischen und je 3 Tropfen Fenchel-, Koriander- und Kümmelöl hinzugeben. Kräftig schütteln. Zweimal täglich 2 Tropfen auf 1 Teelöffel Honig vor den Mahlzeiten nehmen.

● **Blähungen**

Zu empfehlen ist das »Vierwindeöl«. Angelika, enthalten im Chartreuse-Likör und verschiedenen Magenbittern, darf bei Blähungen ausnahmsweise eingenommen werden, aber bitte nur gelegentlich: zwei bis drei Tropfen auf ein Stück Brot geben, das vor den Mahlzeiten durchgekaut wird. Kinder dürfen Angelikaöl nicht einnehmen!

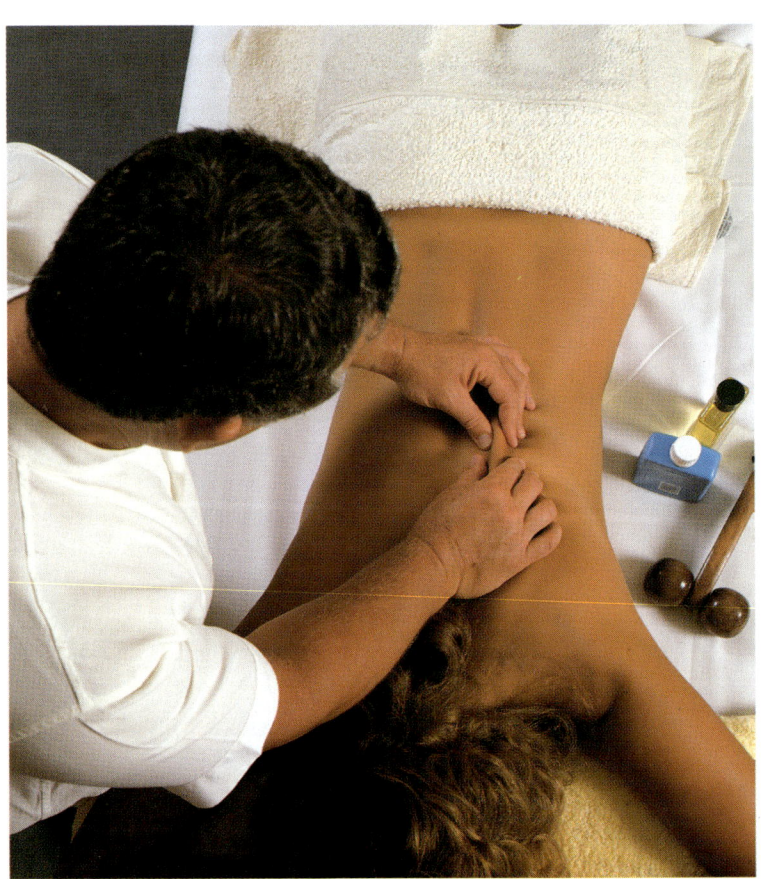

Mit einem Massageöl, das Ingwer, Kampfer, Pfefferminze und Pfefferöl enthält, ist die Behandlung doppelt wirksam.

Heiße Umschläge mit Angelika, Bergamotte, Fenchel, Kamille, Melisse und/oder Schafgarbe lindern die Schmerzen schonender und sind deshalb vorzuziehen. Kindern, die auch oft schon an Blähungen leiden, macht man heiße Umschläge mit Kamillenöl. Alle diese Heilöle entfalten auch in der Duftlampe ihre wohltuende Wirkung.

● Hexenschuß

Er verschwindet so urplötzlich, wie er gekommen ist, heißt es. Trotzdem sollte man in der Zwischenzeit etwas gegen die Schmerzen unternehmen, und zwar durch Einreibungen mit Massageöl, das Ingwer, Kampfer, Pfefferminze und/oder Pfefferöl enthält.

● Hämorrhoiden

Körperwarme (nicht heiße!) Sitzbäder mit Myrte, Schafgarbe und Zypresse helfen am besten.
Die angegebene Salbe gegen Hämorrhoiden können Sie leicht selber herstellen.

● Hühneraugen

Knoblauchöl ist hier das bekannteste Mittel. Nase zuhalten und pur auftragen mit Hilfe eines Wattestäbchens. Man kann ersatzweise auch Fenchel-, Zitronen- oder Zwiebelöl nehmen. Anschließend ein Pflaster darüber kleben, damit das Öl einziehen kann.

● Schluckauf

Nervös bedingt, kann er so hartnäckig und quälend auftreten, daß die Betroffenen keinen Schlaf mehr finden und sich in ihrer Verzweiflung ins Krankenhaus einweisen lassen. Ein bis zwei Tropfen Basilikum, Kumin, Dill, Estragon oder Kümmel auf einem Stück Zucker vertreiben den Quälgeist meist blitzartig. In der alten chinesischen Medizin griff man in solchen Fällen zu Sandelholz.

REZEPT HÄMORRHOIDENSALBE: Je 8 Tropfen Myrten- und Zypressenöl in 50 Gramm naturreine Hamamelissalbe geben. So lange rühren, bis die Salbe das Öl aufgenommen hat. Regelmäßig anwenden.

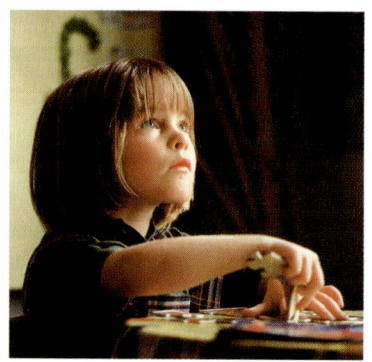

Kinder lieben gute Düfte

Düfte für Kinder in gesunden und kranken Tagen

Wir alle werden schon in frühester Kindheit durch Düfte geprägt. Wir bilden eine Art »Geruchsregister« aus, und die mit einzelnen Düften verbundenen Erinnerungen tauchen sofort wieder auf, wenn wir sie später irgendwann einmal schnuppern. Wir haben es in der Hand, den Geruchssinn unserer Kinder positiv zu prägen und damit ihre Entwicklung zu lebensfrohen, aktiven Menschen zu fördern.

Angenehme Düfte im Kinderzimmer vermitteln eine Atmosphäre von Wärme und Geborgenheit. Kinder lieben besonders den Geruch von Benzoe, Honig, Kamille, Limette, Mandarine, Neroli, Orange, Rose und Vanille. Wegen der Brandgefahr stellt man besser keine Duftlampe auf, sondern verwendet einen Duftstein oder Raumspray.

Bewältigung von Schulproblemen

Die Düfte sagen dem Kind: In Dir steckt die Kraft, das Leben zu meistern.

Im alten Rom trugen Schüler einen Rosmarinkranz, um ihr Gedächtnis zu stärken. Schon ein paar Tropfen Rosmarinöl fördern die Konzentrationsfähigkeit ganz enorm. Geben Sie dem Kind ein Taschentuch mit ein paar Tropfen Rosmarin mit in die Schule. Bei Prüfungsangst oder vor schriftlichen Arbeiten rate ich zusätzlich zu Lavendel und Ylang-Ylang. Besonders unruhige Kinder beschwichtigt man mit dem Duft von Muskatellersalbei. Vor dem Schlafengehen wirkt ein Bad mit ein wenig Lavendelöl oft Wunder.

Lehnt Ihr Kind einen bestimmten Geruch ab, so zwingen Sie es nicht, ihn zu ertragen. Die erhoffte Wirkung bleibt mit Sicherheit aus. Wählen Sie lieber ein anderes Öl, das dem Näschen mehr zusagt: statt Rosmarin z. B. Basilikum, statt Muskatellersalbei vielleicht Lavendel oder Benzoe.

Öle für ängstliche Kinder

Ängstliche Kinder reagieren gut auf Benzoe, Kamille, Neroli, Rose und Vanille. Vor dem Schlafengehen empfiehlt sich ein wohliges Duftbad, das Kinderzimmer wird durch Sprühen oder mit dem Duftstein parfümiert. Auch sanfte Massagen haben sich gut bewährt.

Duftwechsel im Kinderzimmer

Kinder, die mit Duftölen aufwachsen, sind allgemein entspannter, selbstsicherer und fröhlicher als andere. Dem natürlichen Drang, die Welt zu erforschen, sollte auch mit Gerüchen Rechnung getragen werden. Wechseln Sie öfter die Duftöle im Kinderzimmer, dadurch schaffen Sie immer wieder neue Impulse und Anregungen. Aber denken Sie bitte daran: Sparsam dosieren, nie des Guten zuviel tun.

Verändern Sie ab und zu die Duftnote. Dadurch vermeiden Sie auch, daß Ihr Kind von einem bestimmten Duft abhängig wird.

Erste Hilfe bei Hals-Nasen-Ohren-Problemen

Nasenbluten

Leidet ein Kind unter Nasenbluten, so tränkt man einen kleinen Wattebausch mit eiskaltem Wasser, gibt einen Tropfen Myrrhen- oder Zitronenöl darauf und führt ihn in das betroffene Nasenloch ein. Das Kind muß eine Weile stillsitzen, den Kopf nach vorne gebeugt.
Sollte die Blutung nicht aufhören, ist ärztliche Hilfe erforderlich.

Atemwegsbeschwerden

Bei Behinderung der Atemwege läßt man das Kind heißen Kamillendampf inhalieren. Zwei Tropfen Öl auf eine Schale heißes Wasser genügen. Und hinterher geht's ab ins warme Bett. Eukalyptus, Fichtennadel, Myrte und Teebaum machen Schnupfen den Garaus. Lassen Sie das Kind direkt am Fläschchen schnuppern, und sprühen Sie die Räume mehrmals täglich mit einer Mischung aller vier Öle, je ein Tropfen, ein. Nachts sorgen vier Tropfen auf dem Duftstein für ruhigen Schlaf. Husten läßt sich auf die gleiche Weise lindern, mit Benzoe, Eukalyptus, Pfefferminze (nur für Kinder über sechs Jahre) und Thymian.

Sind Halsschmerzen mit im Spiel, reibt man Sandelholzöl, verdünnt mit ein wenig süßem Mandelöl, im Nackenbereich ein. Gurgeln mit einem Tropfen Thymian oder Zitrone auf ein Glas warmes Wasser desinfiziert zuverlässig den gesamten Rachenraum.

Für Erkältungen sollten Sie in der kalten Jahreszeit auf jeden Fall einen Vorrat der Öle im Haus haben, die sich bei Ihnen am besten bewährt haben.

Chinesisches Geheimmittel gegen Erkältungen

1	2
Ein Fläschchen Sandelholz besorgen (ersatzweise Basilikum, Dill oder Estragon)	Den Mund fest schließen
	3
	Den Duft direkt aus dem Fläschchen einatmen

Zahnschmerzen

Zahnschmerzen treten meist dann auf, wenn es schwierig bis unmöglich ist, einen Zahnarzt zu erreichen, am späten Abend oder an Feiertagen. Erste Hilfsmaßnahme: Ein wenig Nelkenöl auf ein Wattestäbchen träufeln und an den schmerzenden Zahn halten. Nelkenöl betäubt nicht nur den Schmerz,

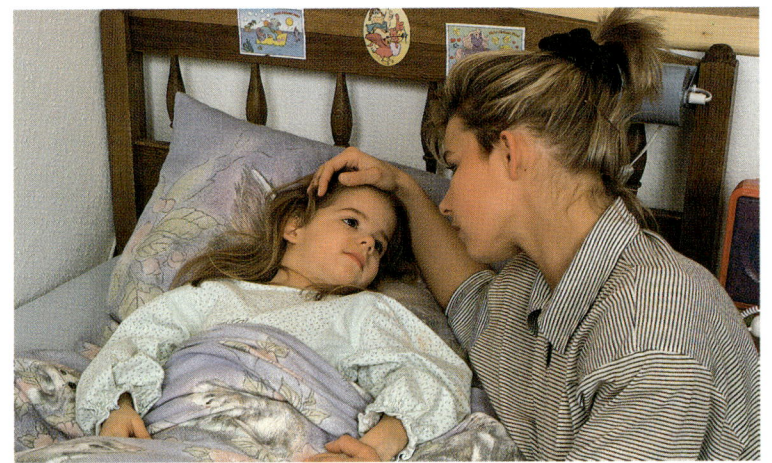

sondern wirkt auch stark desinfizierend. Die Behandlung kann beliebig oft wiederholt werden. Auch warme Kompressen mit ein paar Tropfen Kamillenöl auf die Wange sind oft hilfreich. Wenn ein Baby Beschwerden beim Zahnen hat, wirkt der Duft von Kamille und Lavendel schmerzlindernd.

Ohrenschmerzen

Wer hat nicht als Kind manchmal Ohrenschmerzen gehabt? Damals galt ein wenig erwärmtes Öl – einfaches Speiseöl – als Allheilmittel. In der Aromatherapie geht man gezielter vor: einen Teelöffel knapp mit Mandel- oder Olivenöl füllen, in der Handfläche auf Körpertemperatur erwärmen und mit drei Tropfen Lavendelöl vermischen. Etwas davon wird ins Ohr geträufelt, während das Kind auf der gesunden Seite liegt. Ist der Schmerz etwas abgeklungen, verschließt man das kranke Ohr mit einem kleinen Wattebausch. Auch durch warme Umschläge mit Kamillen- oder Lavendelöl klingt der Schmerz meist rasch ab. Zusätzlich sollte man ein wenig davon rund um das Ohr sanft einmassieren. Klagt das Kind am nächsten Morgen immer noch über Ohrenschmerzen, muß ärztlicher Rat eingeholt werden.

Ablenkung hilft Kindern oft, einen Schmerz zu ertragen. Düfte haben diesen Nebeneffekt: Sie lenken die Aufmerksamkeit auf einen angenehmen Geruchsreiz.

Sanfte Mittel gegen Magen-Darm-Beschwerden

Kur gegen Darmparasiten

1
Viel frischen Knoblauch und rohe Zwiebeln auf den Tisch bringen, z.B. kleingehackt auf Brot, im Tomatensalat oder im Quark angerührt als Beilage zu Pellkartoffeln

2
Dazu reichlich Fenchel- und Kamillentee mit einem Spritzer Zitronensaft trinken

3
Gerichte mit Kümmel und Zimt essen

4
Bergamotte- und Lavendelöl auf den Duftstein im Kinderzimmer geben

5
Wenn die Würmer abgehen und die Beschwerden nachlassen, wird die Kur nach fünf bis sieben Tagen sicherheitshalber wiederholt.

Bauchschmerzen

Bauchschmerzen werden häufig durch Verdauungsstörungen ausgelöst. Ein warmer Umschlag mit etwas Estragon, Kamille, Lavendel oder Majoran schafft rasch Erleichterung.

Man kann das Öl auch sanft einmassieren. Bei gleichzeitiger Übelkeit hilft Basilikum, Pfefferminze (nicht geeignet für Kinder unter sechs Jahre) oder Sandelholz: einfach daran riechen lassen, versprühen oder auf den Duftstein träufeln. Wermuttee ist in diesen Fällen ein echtes Wundermittel, aber leider so bitter, daß man ihn Kindern kaum schmackhaft machen kann, auch nicht durch Zugabe von Honig. Als Alternative sind Fenchel-, Kamillen- oder Pfefferminztee zu empfehlen.

Magen-Darm-Beschwerden müssen nicht gleich mit medikamentösen »Hämmern« behandelt werden. Oft tun es auch die mit Speisegewürzen verwandten ätherischen Öle.

Verstopfung

Verstopfungen treten bei Kindern, die sich ja viel bewegen und meist nicht auf eine einseitige Kost festgelegt sind, relativ selten auf. In der Regel muß man sie als Streßsymptom werten, als Folge von Angst, Schock oder unbewältigten Problemen. Sanfte Bauchmassagen im Uhrzeigersinn mit ein wenig Majoran, Rosmarin oder Fenchel, verdünnt mit Jojobaöl, regen die Darmtätigkeit an.

Beim täglichen Speiseplan ist darauf zu achten, daß das Kind viel Obst und rohes Gemüse zu sich nimmt, zusätzlich Fruchtsäfte und einige Tassen Fencheltee pro Tag. Wenn diese Maßnahmen keinen sichtbaren Erfolg bringen, weil tiefere seelische Störungen vorliegen, sollte ein Therapeut eingeschaltet werden.

Auf Reisen oder in einer neuen Umgebung bekommen Kinder sehr häufig Verstopfung. Mit ätherischen Mitteln ist da leicht Abhilfe zu schaffen.

Durchfall

Wirksame ätherische Öle gegen Durchfall sind Kamille, Neroli, Sandelholz und Zypresse: das schmerzende Bäuchlein sanft damit einreiben und öfter am Fläschchen riechen lassen. Halten Sie sich an den Duft, den das Kind bevorzugt. Reichlich lauwarmen Pfefferminztee mit Zucker einflößen (auf keinen Fall Milch) und, falls der Appetit angeregt wird, Salzstangen oder Zwieback anbieten. Kleine Durchfallpatienten brauchen viel Wärme.

Behandlung kleiner Verletzungen und Prellungen

● **Verbrennungen und andere kleinere Verletzungen**
Einige Tropfen Lavendel- oder Teebaumöl, das pur auf die Wunde getupft wird. Läßt die Wirkung nach, kann die Behandlung unbedenklich wiederholt werden.

● **Verstauchter Knöchel**

Am besten kalte Umschläge mit Lavendel oder Kamille. Lassen Sie anschließend das Gelenk vom Arzt bandagieren.

● **Blaue Flecken**

Kalte Umschläge. Hier haben sich besonders Fenchel und Lavendel bewährt. Werden die Flecken grünlichgelb, so reibt man etwas Rosmarinöl darauf, gleichfalls pur, um eine raschere Heilung zu erzielen.

Bei Verdacht auf Knochen-brüche sollten Sie auf jeden Fall zum Arzt gehen. Knochen müssen richtig gelagert werden, damit sie nicht in falscher Stellung zusammenwachsen.

Hilfe gegen Bettnässen

1
Lassen Sie Ihr Kind vor dem Schlafengehen ein Bad mit 2 Tropfen Wacholderöl und je 1 Tropfen Bergamotte und Zypresse nehmen

2
Außerdem von jedem Öl 1 Tropfen auf den Duftstein geben und das Kind zusätz-

lich am Wacholderfläsch-chen schnuppern lassen

3
Die Behandlung 2 bis 3 Wochen fortsetzen

4
In hartnäckigen Fällen einen Therapeuten zu Rate ziehen.

Ätherische Öle und Kinderkrankheiten

Bei ernsthaften Erkrankungen kann die Anwendung von ätherischen Ölen natürlich nicht den Arzt ersetzen, aber sie wirkt unterstützend, lindernd, beschleunigt die Heilung und stärkt die natürlichen Widerstandskräfte des kleinen Patienten.

Desinfektion

Das beste Mittel zum Desinfizieren der Luft im Kinderzimmer und den anderen Räumen ist Teebaumöl.

Ätherische Öle für die verbreitetsten Kinderkrankheiten

KRANKHEIT	ÄTHERISCHES ÖL
Diphtherie	Bergamotte
Keuchhusten	Basilikum, Myrte, Thymian
Mandelentzündung	Benzoe, Lavendel, Thymian
Masern	Bergamotte, Cajeput, Lavendel
Scharlach	Eukalyptus, Myrte, Teebaum
Windpocken	Cajeput, Myrte, Teebaum

Man versprüht die Öle im Kinderzimmer, gibt einige Tropfen davon auf den Duftstein und läßt das Kind gelegentlich daran riechen.

Sie können Teebaumöl versprühen, in die Duftlampe geben oder in den Duftstein tropfen.

Es bekämpft Bakterien ebenso wirkungsvoll wie Pilze und Viren. Außerdem vermindert es die Ansteckungsgefahr. Geeignet zur Desinfektion von Räumlichkeiten sind auch Eukalyptus, Pfefferminze (nur für Kinder über sechs Jahre), Myrte, Rosmarin und Thymian.

Wasser zum Händewaschen desinfiziert man mit Myrte, Salbei oder Zitrone.

Immunschutz

Das körpereigene Immunsystem wird geschützt und gestärkt durch Angelika, Bergamotte, Cajeput, Eukalyptus, Teebaum und Thymian.

Zur Appetitanregung, wenn es wieder bergauf geht, haben sich Bäder mit Bergamotte, Ingwer, Kamille, Kümmel und Zitrone bewährt.

Eine halbe Stunde vor den Mahlzeiten sollte man das Kind auch daran riechen lassen.

Krankheiten sind einschneidende Erfahrungen für Ihr Kind, deren Verarbeitung Sie positiv unterstützen können.

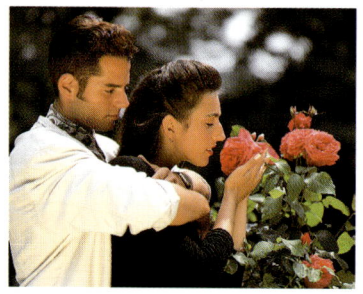

Liebevolle Stimmung durch Aromaöle

Düfte für Verliebte

Mit einem verführerischen Raumspray und den richtigen ätherischen Ölen in der Duftlampe kann man mit Leichtigkeit eine entspannte, liebevolle oder erotische Stimmung heraufbeschwören. Kerzenschein erhöht das romantische Ambiente ebenso wie ein Glas Wein und sanfte Musik.

Aber bitte verwenden Sie nie parfümierte und gefärbte Lampenöle oder Duftpetroleum. Es sieht zwar hübsch aus, ist aber leider hochgiftig.

Zärtliche Gefühle stimulieren

TIP:
Wenn Sie Alkohol zu sich genommen haben oder epilepsiegefährdet sind, meiden Sie Muskatellersalbei pur.

Schon die Kräuterweiblein in alter Zeit verstanden sich darauf, Liebestränke oder -salben zu mischen, denen die oder der Angebetete nicht widerstehen konnte. Absolut sichere Rezepte sind heute leider Mangelware, aber eine ganze Reihe ätherischer Öle erzeugt tatsächlich eine zauberhafte Stimmung und stimuliert geheime Wünsche.

Zunächst kommt es darauf an, die Alltagssorgen zu vergessen. Entspannung schenken die Düfte von Benzoe, Muskatellersalbei, Neroli, Patschuli, Rose und Ylang-Ylang.

Diese Öle wirken aphrodisisch		
• Geranium	• Perubalsam	• Tuberose
• Jasmin	• Rosenholz	• Vanille
• Kardamom	• Sandelholz	• Vetiver
• Mimose	• Tonka	• Zimt

Probieren Sie aus, welche Duftmischungen in der Duftlampe Sie und Ihren Partner am meisten faszinieren. Machen Sie nach Möglichkeit das Lieblingsöl des anderen zu Ihrem eigenen, und verwenden Sie es für Ihr Parfüm (siehe Kapitel »Heiße Tips zum richtigen Umgang mit ätherischen Ölen«) und andere Kosmetika. Aber denken Sie daran, daß auch bei den reizvollsten Düften relativ rasch ein Gewöhnungseffekt eintritt. Wer für einen geliebten Partner immer wieder aufregend sein will, sollte die Duftöle öfter wechseln.

Mit Düften verführen

Eine Frau signalisiert ihr erotisches Interesse am lebhaftesten mit Jasmin, ein Mann mit Sandelholz. Da fällt es dem anderen schwer, kühl und sachlich zu bleiben. Man sollte aber nie übertreiben, weniger ist oft besser als mehr. Das Parfüm oder Gesichtswasser darf nicht aufdringlich riechen, sondern sollte dezent und apart sein.

TIP:
Wollen Sie sich Ihren Partner geneigt machen, dann beduften Sie schon vor seinem Eintreffen Ihre Räumlichkeiten mit 6 Tropfen Muskatellersalbei und 2 Tropfen Geranium in der Aromalampe.

Die weiblichen Öle		
• Angelika	• Jasmin	• Neroli
• Benzoe	• Kamille	• Rose
• Fenchel	• Koriander	• Rosmarin
• Grapefruit	• Lavendel	• Tuberose
• Hyazinthe	• Limette	• Ylang-Ylang
• Iris	• Mairose	• Zypresse

Rosenöl, auch in Mischungen, verleiht der weiblichen Sehnsucht nach engerem Kontakt eine weiche, liebevolle Note. Ylang-Ylang ist das Parfüm für eine temperamentvolle Frau, in deren Nähe es vor Erotik nur so knistert. Ein Hauch genügt. Das gleiche Öl vermag aber auch Spannungen und

Hemmungen bei Frauen zu lösen, die sich nicht so locker und unbeschwert geben können. Eine sinnliche Atmosphäre erzeugen Parfüms mit Benzoe, Hyazinthe, Iris, einem Spritzer Limette, Mairose und Tuberose. Geranium wirkt anregend auf sie und ihn, das gilt in verstärktem Maße für Kumin (Kreuzkümmel) und Moschuskörneröl.

Die männlichen Öle		
• Ambrette	• Melisse	• Rosenholz
• Basilikum	• Mimose	• Sandelholz
• Ingwer	• Myrrhe	• Vetiver
• Kardamom	• Narzisse	• Zeder
• Kiefer	• Orange	• Zimt
• Kümmel	• Palmarosa	• Zitrone

Ein typisch männlicher Wohlgeruch, den Frauen lieben, ist z.B. Zedernöl, dessen Herbheit durch den Zusatz von Muskatellersalbei und Orange eine intime Note erhält. Weitere Duftkompositionen: Sandelholz plus Kumin, Limette und/oder Geranium. Spuren von Moschuskörneröl oder Vetiver verstärken die Wirkung noch.

Unterdrückte Gefühle wecken

• Eher zurückhaltende Menschen tauen auf beim warmen, anheimelnden Duft von Vanille- und Zimtöl. Mit ein wenig Patschuli oder Vetiver in der Duftlampe wirkt der Duft rassiger. Auch Zistrose und Rose sind bei »Spätzündern« sehr zu empfehlen.

• Geranium und Muskatellersalbei vermögen durch ihre harmonisierende Wirkung seelische Belastungen in Part-

In der Liebe läßt sich nichts erzwingen. Nur das, was sich entfalten will, können Sie unterstützen.

nerschaften zu beheben. Auch Honigöl kann gespannte Beziehungen entschärfen. Man mischt es am besten mit Hyazinthe, Jasmin, Rose, Vetiver und/oder Ylang-Ylang.

- Stark erotisierend wirken Hyazinthe, Mairose und Tuberose. Sie schenken insbesondere Menschen, die gehemmt und vielleicht auch ein wenig mißtrauisch sind, das Gefühl, daß sich das Leben lohnt und die Liebe nicht nur für andere da ist.

- Wenn ein Mensch Angst hat vor einer neuen Beziehung, weil er von einem früheren Partner tief verletzt worden ist, so helfen sehr gut Perubalsam, Tonkabohnenöl und Vanille.

Oft legen wir uns in der Liebe unnötige Steine in den Weg, die das verhindern, was wir uns sehnlichst wünschen. Viel kommt auf uns selbst an!

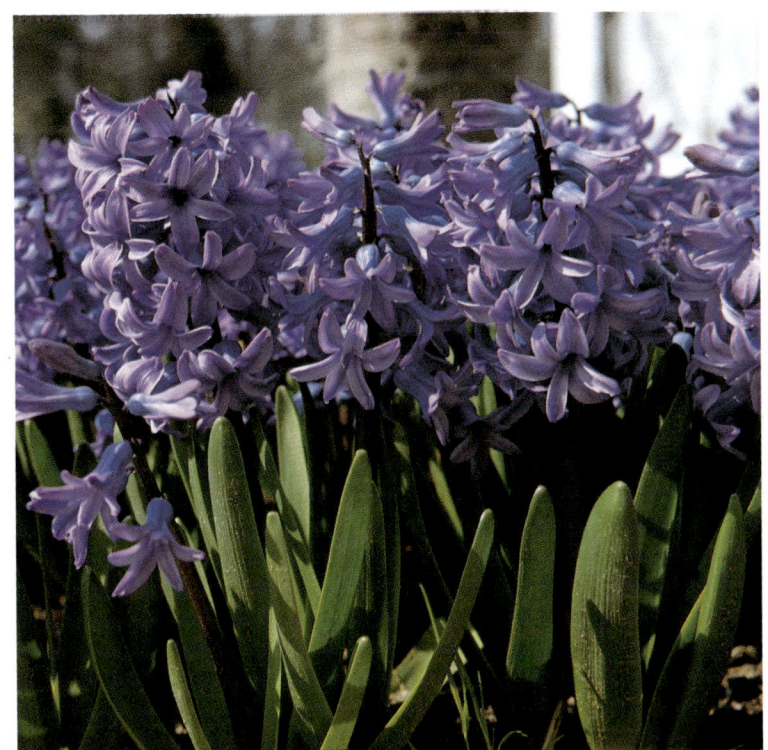

Der berauschende Duft von Hyazinthen öffnet das Herz und läßt verborgen schlummernde Gefühle aufblühen. Hyazinthe ist deshalb das stimmungsadäquate ätherische Öl für Verliebte.

Impotenz und Frigidität beheben

*REZEPT
EREKTIONSMASSAGEÖL:
(nach V. Worwood)
Je 2 Tropfen Ingwer-,
Schwarzes-Pfeffer- und
Bohnenkrautöl mit
1 Eßlöffel Jojobaöl vermischen.
10 Tage lang –
nach Bedarf auch länger –
den unteren Rücken
bis zum Steißbein und
die Oberschenkel damit
einmal täglich einmassieren,
nicht jedoch die
Genitalien und den After.*

Seelische Probleme und Streß können zu Frigidität (bei Frauen) und Impotenz (bei Männern) führen. Ist die Ursache ein wenig einfühlsamer, unsensibler Partner, so werden allerdings auch ätherische Duftöle nicht viel ausrichten können. Man muß schon aufeinander zugehen und Verständnis für den anderen aufbringen, um auch auf sexuellem Gebiet wieder Harmonie zu erreichen.

Interessanterweise sind es die gleichen Duftöle, die bei ihr und ihm die gewünschte Wirkung hervorrufen können. Es kommt dabei natürlich auf den jeweiligen Typ an. Als ausgesprochen weiblich gelten Iris, Jasmin, Rose, Neroli und Ylang-Ylang. Einige Frauen reagieren aber stärker auf typisch männliche Duftnoten wie Ingwer, Kardamom, Kümmel und Sandelholz. Umgekehrt ist es genauso. Man muß also ein bißchen experimentieren, mit sich selber und mit dem Partner.

Wie Sie sexuelle Blockaden abbauen können

- Massieren Sie sich gegenseitig mit einem selbstgemischten Massageöl (siehe Kapitel »Heiße Tips zum richtigen Umgang mit ätherischen Ölen«) unter Verwendung eines oder mehrerer der genannten Öle, besonders den Rücken und den Kreuzbeinbereich.

- Nehmen Sie vor dem Sex ein Vollbad (am besten zu zweit) unter Zusatz von je 7 Tropfen Kümmel, Geranium und Muskatellersalbei auf 2 Eßlöffel des Basisöls.

- Sorgen Sie durch die Beduftung Ihrer Räumlichkeiten mit aphrodisischen Ölen für harmonische sexuelle Schwingung.

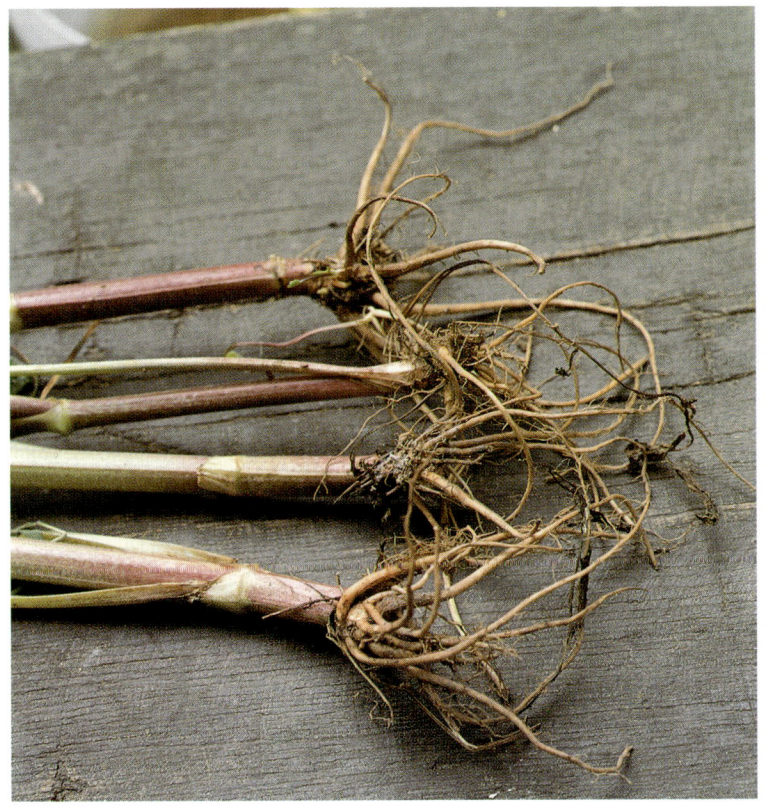

Eifersüchtige zügeln

Es gibt zwei Gruppen von Eifersüchtigen. Die einen platzen fast vor Wut, die anderen sind in sich gekehrt und todtraurig.

Die erste Gruppe braucht besänftigende Mittel. Sehr geeignet ist Baldrian. Er wirkt leicht betäubend, hilft aber zugleich, die Lage neu zu überdenken. Baldrian darf man tropfenweise auf Zucker einnehmen. Noch wirksamer ist ein Glas heißes Honigwasser mit ein paar Tropfen Baldrian. Gleichfalls zu empfehlen: Geranium, Kamille, Perubalsam, Rose und Tuberose, für Duftlampe, Bäder und Kosmetika.

Eifersucht ist immer destruktiv, auch wenn sie oft verständlich ist. Für eine konstruktive Lösung ist es auf jeden Fall wichtig, Abstand zu dem überschäumenden Gefühl zu gewinnen.

Bei trauernden Eifersüchtigen sind Angelika, Bergamotte, Honigöl, Jasmin, Perubalsam, Rose und Ylang-Ylang die besten Gegenmittel. Man sollte in beiden Fällen aber keine Wunder erwarten und sich vor allem nicht auf die Wirkung der Duftöle allein verlassen. Ohne eine offene, klärende Aussprache geht es nun einmal nicht.

Ätherische Öle und Geschlechtskrankheiten

Vorsicht! Ätherische Öle dürfen nicht mit Kondomen in Berührung kommen!

Wenn man sich angesteckt hat, ist der Gang zum Arzt unvermeidlich. Jeder Bürger ist verpflichtet, sich der gesetzlich vorgeschriebenen Therapie zu unterziehen, damit die Krankheit sich nicht weiter ausbreiten kann.

- Bei Syphilis unterstützen örtliche Waschungen oder kalte Umschläge mit Sassafras oder Zitrone die Behandlung.
- Bei Gonorrhö oder Tripper kann man außer diesen beiden Ölen auch Benzoe, Bergamotte, Cajeput, Lavendel und Sandelholz anwenden.

Reichlicher Verzehr von Knoblauch (pur oder als Kapseln) stärkt die körpereigenen Abwehrkräfte.

Mit welchen Ölen Sie sich schützen können

AROMAÖL	WIRKUNGEN
Perubalsam	Gegen Bakterien; desinfizierend
Bergamotte	Gegen Bakterien; desinfizierend
Zimt	Gegen Viren, Bakterien; desinfizierend
Oregano	Gegen Viren, Bakterien, Pilze
Palmarosa	Gegen Viren, Bakterien
Teebaum	Gegen Viren, Bakterien, Pilze; entgiftend
Thymian	Gegen Viren, Bakterien, Pilze

Düfte für junge Mütter und reifere Frauen

Eine Frau, die ein Kind erwartet, wird mit den damit verbundenen seelischen und körperlichen Belastungen am besten fertig in einer harmonischen, entspannten Atmosphäre. Es ist wichtig für sie, die Vorfreude auf das in ihr keimende Leben unbeschwert zu genießen. Die Aromatherapie kann ihr dabei helfen.

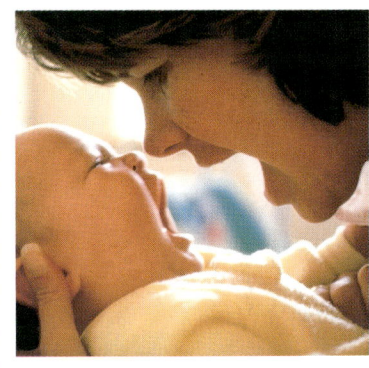

Aromatherapie hilft bei Schwangerschaft und Geburt

Schönes sehen, hören, riechen

Alles, was Augen, Ohren und Nase erfreut, trägt zur inneren Harmonisierung bei, verstärkt die positiven Schwingungen und kann dadurch auch den Fötus günstig beeinflussen. Kinder, die schon im Mutterleib die wohltuende Wirkung von Duftölen indirekt miterlebt haben, sollen sich zu ruhigeren, ausgeglicheneren Babys entwickeln als andere.

Es gibt allerdings einige ätherische Öle, die von schwangeren Frauen gemieden werden sollten, weil sie eine Fehlgeburt auslösen könnten. Auf Bäder und Massagen mit Basilikum, Dill, Koriander, Majoran, Muskatellersalbei, Myrrhe, Salbei, Thymian, Wacholder, Ysop und Zimt sollte die werdende Mutter deshalb verzichten. In den ersten vier Monaten der Schwangerschaft gilt das auch für Fenchel, Pfefferminze, Rose und Rosmarin. An allen anderen Duftölen darf sie unbesorgt ihre Freude haben.

TIP:
Sehr entspannend wirken Aromabäder mit einem Ihrer Lieblingsöle.
Kräftigen Sie Ihre Gebärmutter mit Angelika und Rose, wodurch die Wehen erleichtert werden.

Was gegen Schwangerschaftsbeschwerden hilft

MORGENDLICHE ÜBELKEIT
Schnuppern Sie an Pfefferminzöl.

SCHWANGERSCHAFTS-STREIFEN
Massieren Sie ab dem 5. Monat Bauch und Hüften mit Mandelöl unter Zusatz von 2 bis 3 Prozent Mandarine oder Neroli.

RÜCKENSCHMERZEN
Lassen Sie Ihren Rücken mit Mandelöl unter Zusatz von einigen Tropfen Ingwer-, Lavendel- und Rosmarinöl massieren.

GESCHWOLLENE BEINE
Massieren Sie – immer von unten nach oben – Ihre Beine mit Mandel- oder Jojobaöl unter Zugabe von einigen Tropfen Geranium- und Rosmarinöl.
Legen Sie die Beine so oft wie möglich hoch, am besten in flacher Rückenlage.

Rund um die Niederkunft

Das Warten auf das Baby geht auch den werdenden Vater an.
Es kann sehr schön sein, die Geburtsvorbereitungen und auch die Freude auf das Kind intensiv gemeinsam zu erleben.

Eine Woche vor dem errechneten Termin der Geburt darf man mit sanften Massagen von Bauch und Rücken beginnen, mit Jasmin- oder Lavendelöl. Dadurch wird die Muskulatur entspannt und zugleich auf die Wehen vorbereitet. Vom gleichen Zeitpunkt an sind auch Bäder mit sechs Tropfen von einem dieser beiden Öle zu empfehlen.

Schmerzbekämpfung und Entspannung bei der Geburt

Jasmin- und Lavendelöl sind auch besonders geeignet zur Linderung der Schmerzen bei der Geburt. Man kann sie in einem selbstgemixten Massageöl leicht einreiben oder auch warme Umschläge damit machen. Jasmin verstärkt zusätzlich die Wehen, was die Dauer der Niederkunft verkürzt. Die gleiche Wirkung kann man auch durch Myrrhe, Muskatellersalbei und Salbei erzielen. Es kommt darauf an, welche Düfte die junge Mutter bevorzugt.

Mandarinenöl sorgt für die nötige Entspannung, Rosenholz baut den Streß ab. Kalte Umschläge mit Eisenkraut regen die Kontraktionen der Gebärmutter an.

Das Zimmer, in dem das Kind zur Welt kommt, sollte nach Eisenkraut, Jasmin, Lavendel, Mandarine und/oder Rosenholz duften. Unmittelbar nach der Geburt ist eine Massage mit Jasminöl, verdünnt natürlich, anzuraten, damit die Nachgeburt rasch ausgestoßen werden kann.

Der Geburtstermin ist nicht genau bestimmbar. Deswegen sollten Sie rechtzeitig alle Vorbereitungen treffen – und vielleicht Ihr Duftprogramm vorher schon einmal ausprobieren.

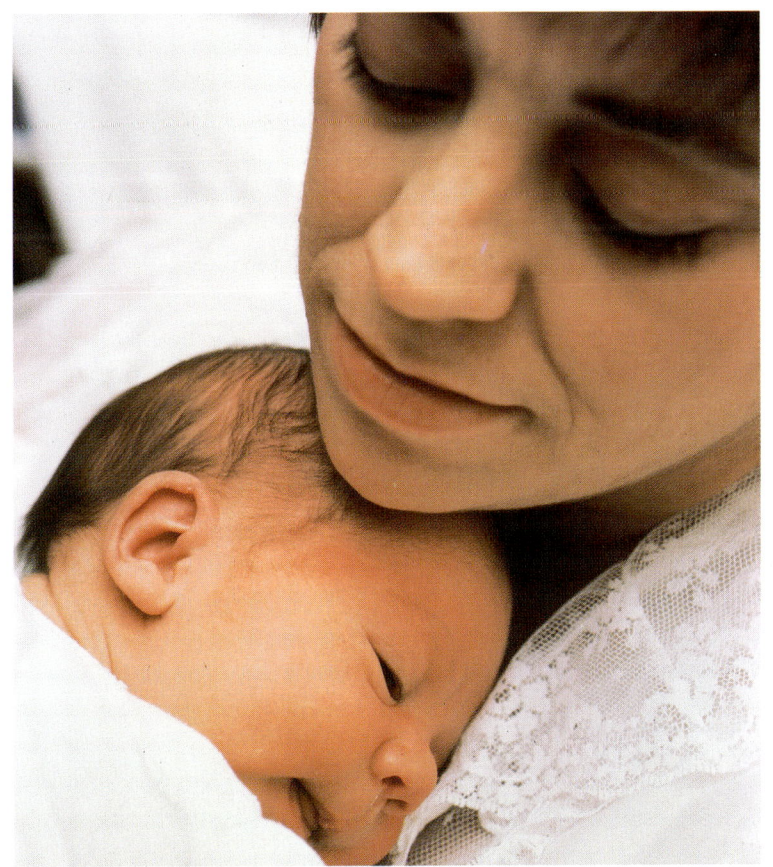

Die stimmungsaufhellenden Düfte von Neroli und Rose lassen negative Gefühle im Wochenbett erst gar nicht aufkommen. Außerdem verbindet das Baby dadurch frühzeitig diese Gerüche mit der wärmenden Nähe der Mutterbrust.

Ätherische Öle fürs Wochenbett

Jasminöl eignet sich auch sehr gut zur Vermeidung oder Behandlung von Depressionen im Wochenbett. Wem der Duft zu intensiv ist, der kann ausweichen auf Lavendel, Neroli, Rose, Rosenholz oder Ylang-Ylang. Verwendet man drei bis vier dieser Öle gemeinsam, so verstärkt sich die Wirkung.
Der Milchfluß wird angeregt durch Anis-, Eisenkraut- und Fenchelöl sowie Fencheltee und Kümmelöl. Die Duftöle werden zu diesem Zweck in einem Basisöl verdünnt (siehe Kapitel »Heiße Tips zum richtigen Umgang mit ätherischen Ölen«) und örtlich eingerieben oder auf Umschläge gegeben. Brustwarzenentzündungen heilt man auf die gleiche Weise mit Geranium, Mairose und Rose. Zum Abstillen macht man lauwarme Umschläge mit Muskatellersalbei, Pfefferminze und Salbei.

Wo bleibt das Wunschkind?

Manche Paare wünschen sich sehnlich ein Kind. Vergebens. Liegt es an ihr oder an ihm? Diskussionen und Streitereien tragen zur Lösung des Problems nichts bei, im Gegenteil, mit wachsendem Streß sinken die Chancen immer mehr.

Bäder und Massagen für den Hormonausgleich

Wenn das Wunschkind lange ausbleibt, sollten Sie mit einem Arzt abklären, ob physische Ursachen vorliegen.

Hat eine junge Frau sehr unregelmäßige oder schwache Monatsblutungen, so wird die Berechnung des Eisprungs zum Glücksspiel. Regelmäßige Bäder und Massagen mit Geranium oder Rose stärken die Gebärmutter und regulieren den Hormonhaushalt. Sitzbäder und/oder Massagen mit Basilikum, Koriander, Thymian, Vanille, Ysop oder Zimt fördern das Einsetzen der erwarteten Regel, deshalb dürfen diese Öle während der Schwangerschaft nicht angewendet werden.

Düfte für die seelische Entspannung der Partner

Liegen die Probleme der Unfruchtbarkeit mehr im seelischen Bereich, können entspannende und ausgleichende Aromabäder für beide Partner Abhilfe schaffen. Bergamotte, Jasmin, Muskatellersalbei und Neroli sind besonders zu empfehlen, auch in Kombination mit Rose. Denken Sie auch an das Raumklima, vor allem im Schlafzimmer, und die Beduftung der Kosmetika.

Seien Sie sich selbst und Ihrem Partner gegenüber offen: Was in mir selbst ist vielleicht gar nicht so einverstanden mit meinem Kinderwunsch?

Menstruationsbeschwerden

Oft fangen die Probleme schon an, bevor es eigentlich losgeht. Prämenstruelles Syndrom nennt man das in der Medizin. Es kann schon einige Tage vor der Regelblutung auftreten. Man fühlt sich aufgedunsen, neigt zu Verstopfung, Kopfschmerzen und Übelkeit. Die seelischen Folgeerscheinungen lassen nicht auf sich warten. Man reagiert überempfindlich, manche Frauen brechen bei dem geringfügigsten Anlaß in Tränen aus, andere explodieren bei jeder Gelegenheit. Auch schwere Depressionen können auftreten.

Depressiven Verstimmungen kann die Frau hervorragend durch eine Lymphdrainage mit Geranium- und Rosmarin schon zwei bis drei Tage vor der Regelblutung vorbeugen.

Verbesserung der Stimmung

TIP:
Neroli und Ylang-Ylang eignen sich besonders zur Beduftung von Kosmetik.

Sehr wohltuend ist eine Lymphdrainage mit Geranium- und Rosmarinöl, die das im Körper gestaute Wasser austreibt. Sie sollte bereits zwei bis drei Tage vor dem üblichen Beginn der Beschwerden durchgeführt werden.

Bäder mit Bergamotte, Kamille, Rose und Tonka sowie ein entsprechendes Raumklima helfen gut bei der Überwindung von Reizbarkeit und Depressionen. Neroli und Ylang-Ylang wirken sich ebenso günstig auf die Stimmungslage aus.

Wie Sie Blutungen in den Griff bekommen

STARKE UND NORMALE BLUTUNGEN
Sanfte Massagen von Bauch und/oder Rücken unter Verwendung von Kamille, Lavendel, Majoran, Rose

UNREGELMÄSSIGE UND SCHMERZHAFTE BLUTUNGEN
Bäder, Sitzbäder, Einrei-bungen und Umschläge mit Basilikum, Fenchel, Rosmarin, Schafgarbe, Wacholder oder Vanille vor Eintritt der Menstruation

SCHWACHE BLUTUNGEN
Umschläge und Einrei-bungen mit den eben-genannten sechs Ölen während der Regel.

Linderung der Schmerzen

Warme Umschläge auf den schmerzenden Unterleib gelegt, wirken ent-spannend und lassen die Krämpfe abklingen.

Die Schmerzen bekämpft man am besten mit sanftem Ein-reiben eines Massageöls, das Kamille, Melisse, Pfefferminze, Rosmarin und/oder Teebaum enthält. Auch warme Um-schläge mit einem oder mehreren dieser Öle schaffen Er-leichterung. Probieren Sie aus, was für Sie am angenehmsten ist. Leichte, ballaststoffreiche Kost – viel Obst, Gemüse, vollwertige Getreideprodukte – und weitgehender Verzicht auf Genußgifte unterstützen die positive Wirkung.

Frauenkrankheiten

Es ist selbstverständlich, daß alle ernsthaften Erkrankungen der Behandlung durch einen Arzt oder Heilpraktiker bedürfen. Deshalb braucht man aber auf die Erleichterungen durch die Anwendung ätherischer Öle nicht zu verzichten.

● **Ausfluß**

Scheidenausfluß kann verschiedene Ursachen haben (siehe auch »Soor« und »Weißfluß«). Man sollte sich also zunächst eine exakte Diagnose stellen lassen. Sehr gute Erfolge haben Aromatherapeuten mit Scheidenspülungen erzielt. Dazu holt man sich aus der Apotheke eine Plastikdusche. In einen halben Liter abgekochtes Wasser gibt man einen Teelöffel reinen Alkohol, der mit zwei bis fünf Tropfen ätherischer Öle (siehe »Soor« und»Weißfluß«) gemischt wurde; gründlich schütteln und körperwarm anwenden.

● **Brustkrebs**

Auf keinen Fall Muskatellersalbei, Sternanis und Zypresse anwenden (siehe »Krebs« Seite 26).

● **Gebärmutterleiden**

Warme Umschläge, Bäder und Sitzbäder mit Jasmin, Melisse und Rose.

● **Soor**

Hier handelt es sich um eine Pilzinfektion der Scheidenschleimhaut. Symptome: Weißer Ausfluß, Juckreiz, manchmal auch Schmerzen. Scheidenspülungen (siehe »Ausfluß«), Sitzbäder oder Tampons einführen, die in einer Mischung von reinem Pflanzenöl, wie Jojoba- oder Mandelöl, mit zwei Tropfen Teebaumöl getränkt wurden. Auch Lavendel- und Myrrhenöl können verwendet werden.

Dosieren Sie die Öle vorsichtig, um unnötige Reizungen der empfindlichen Schleimhaut zu vermeiden.

TIP:
Hartnäckige Scheideninfektionen müssen Sie unbedingt vom Frauenarzt behandeln lassen.

- **Weißfluß**

  Im Gegensatz zu Soor keine Krankheit. Tritt häufig auf bei jungen Mädchen und in der ersten Zyklushälfte vor dem Eisprung. Abhilfe schaffen Scheidenspülungen mit Bergamotte, Lavendel, Myrrhe, Rosmarin und Sandelholz.

- **Vaginalentzündungen**

  Symptome sind gelbgrüner Ausfluß mit unangenehmem Geruch, Wundsein. Hier bewähren sich besonders die Heilkräfte von Schafgarbe und Teebaum. Die Wirkung der Scheidenspülungen erhöht sich, wenn man als Basis Rosenwasser (aus der Apotheke) verwendet und mit einem bis zwei Tropfen eines der ätherischen Öle vermischt. Auch Sitzbäder mit Teebaumöl sind zu empfehlen.

Klimakterium (Wechseljahre)

REZEPT KLIMAKTERIUMÖL:

Je 3 Tropfen Geranium, Melisse (oder Fenchel), Muskatellersalbei und Zypresse mit 20 ml Jojobaöl und 1/2 Teelöffel Nachtkerzenöl mischen. Diese Mischung eignet sich als Badezusatz und Massageöl.

Aufgrund der Störung des hormonalen Gleichgewichts können körperliche und seelische Probleme auftreten, wie z.B. unregelmäßige Blutungen, Schweißausbrüche (Hitzewallungen), Depressionen und Schlafstörungen. Ausgleichend wirken vor allem Geranium, Melisse und Rose. Bei Hitzewallungen und Schweißausbrüchen helfen Muskatellersalbei, Salbei und Zypresse. Starke Trockenheit der Scheide verschwindet bei Anwendung von Fenchelöl (nie direkt auftragen!). Nur eine Ganzkörperbehandlung mit Massagen und Bädern bringt den gewünschten Erfolg.

Zur Bewältigung der berüchtigten Midlife-crisis mit all ihren Begleiterscheinungen bis hin zu Depressionen eignen sich Bergamotte, Jasmin, Kamille, Lavendel, Muskatellersalbei, Neroli, Sandelholz, Schafgarbe und Ylang-Ylang – für Bäder und Massagen, als Raumspray, in der Duftlampe und für Kosmetika. Zu Schlafstörungen siehe Kapitel »Schlummern wie ein Baby«.

Düfte für Senioren

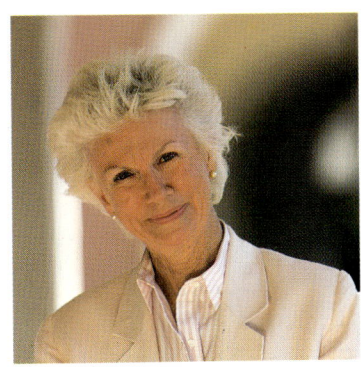

Aromatherapie hält jung

Die Aromatherapie kann nicht nur bei vielen Alterskrankheiten Linderung verschaffen, sondern älteren Menschen auch dabei helfen, mit ihren speziellen Problemen besser fertigzuwerden. Wer aus eigener Kraft nicht mehr aus der tagtäglichen Trostlosigkeit herausfindet, dem können die richtigen ätherischen Öle wieder Auftrieb und Spannkraft geben.

Das Leben ist in jeder Phase lebenswert und birgt so viel Schönes – diese Botschaft vermitteln uns so wunderbare Duftöle wie Geranium, Jasmin, Limette, Mandarine, Rose, Ylang-Ylang und Zitrone. Man darf nur nicht resignieren und sich mit seinem Schicksal »abfinden«. In jedem von uns steckt ein Baron Münchhausen, der sich am eigenen Schopf aus dem Sumpf ziehen kann, wenn es sein muß.

Einsamkeit, Mutlosigkeit, Verbitterung

Einsamkeit ist im Alter weit verbreitet und für viele Menschen schwer zu ertragen. Machen Sie es sich so schön wie möglich. Stellen Sie eine Duftlampe auf, und geben Sie einige Tropfen Fenchel-, Honig-, Ingwer- oder Kamillenöl ins Wasser. Atmen Sie ganz bewußt den herrlichen Duft ein, und überlegen Sie in aller Ruhe, was Sie unternehmen könnten, um Ihre Einsamkeit zu durchbrechen. Versuchen Sie, neue Menschen kennenzulernen und, wenn irgend möglich, neue Aufgaben zu übernehmen. Aktivität ist das beste Mittel gegen Einsamkeit. Vielleicht wollen Sie sich bei einem wohltätigen Verein nützlich machen oder Gleichgesinnte suchen für Wanderungen, Museums- und Konzertbesuche?

Raus aus dem tristen Alltagstrott! Düfte wecken Interessen und Lebenslust.

Lassen Sie den Gedanken »Das kann ich ja doch nicht!« gar nicht erst aufkommen. Mutlosigkeit bekämpft man mit Ingwer, Lorbeer, Majoran, Rosmarin, Thymian und Zimt. Fügen Sie der Mischung in der Duftlampe noch zwei bis drei Tropfen von einem oder zwei dieser Öle hinzu. Erinnern Sie sich daran, was Sie alles können, wie viele Ihrer Fähigkeiten brachliegen. Damit läßt sich doch etwas machen! Sie können sich und anderen helfen.

Jeder Mensch, der auf ein längeres Leben zurückblickt, hat in all den Jahren nicht nur positive Erfahrungen gemacht. Verbohren Sie sich nicht in den Gedanken, das Schicksal habe gerade Ihnen so übel mitgespielt. Lassen Sie keine Verbitterung in sich aufsteigen. Bereiten Sie sich ein Aromabad mit Angelika, Honig, Jasmin, Rose und/oder Ylang-Ylang (auch für Männer geeignet!). Schmieden Sie mal wieder Pläne – für einen Ausflug, einen Theaterbesuch, einen Stadtbummel, irgend etwas, was Ihnen Freude machen könnte. Kommen Sie aus eigener Kraft heraus aus Ihrem Schneckenhaus.

Viele ältere Menschen können mit ihrer reichen Erfahrung wichtige Aufgaben erfüllen. Lassen Sie Ihre Kompetenz nicht ungenutzt!

Körperliche Schwäche, Resignation, Verwirrtheit

Es ist interessant, daß es gerade die Gewürzöle sind, mit denen man körperliche Schwächezustände erfolgreich bekämpfen kann: Bohnenkraut, Ingwer, Knoblauch, Majoran, Nelke, Pfefferminze, Rosmarin, Thymian, Wacholder und Zitrone.

Düfte für »graue« Tage

• Angelika	• Ingwer	• Rosmarin
• Bergamotte	• Kamille	• Thymian
• Fenchel	• Lorbeer	• Ylang-Ylang
• Honig	• Majoran	• Zimt

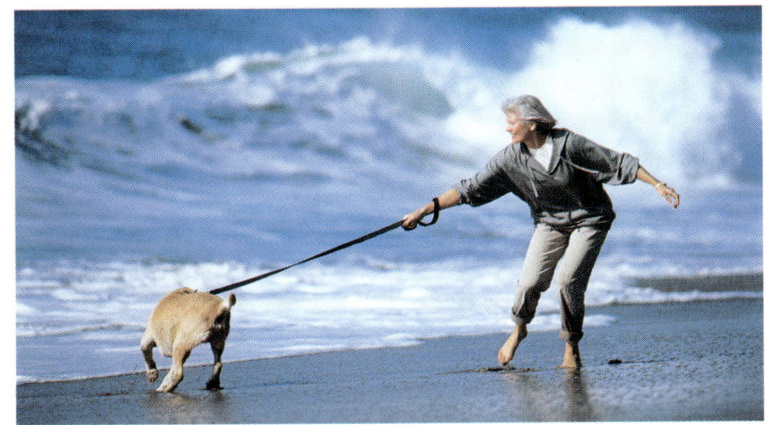

Deshalb sollte man diese Kräuter auch oft in der Küche verwenden. Knoblauch kann man zur Vermeidung der Geruchsbelästigung auch als Kapseln einnehmen.

Hat man erst einmal die körperliche Schlaffheit überwunden, ist es sehr viel leichter, auch der Resignation Herr zu werden, die im Grunde eine Folge des Schwächegefühls ist. Jetzt sind andere Duftöle an der Reihe: Geranium, Jasmin, Lemongras, Mandarine, Rose, Ylang-Ylang, aber auch wieder Zitrone – für die Duftlampe, den Raumspray, Bäder und zur Beduftung der Kosmetika. Aber verlassen Sie sich nicht allein auf die Wirkung der ätherischen Öle. Ein bißchen positives Denken und Eigeninitiative gehören auch zu einem dauerhaften Erfolg.

Den Geist anregen

Verwirrtheit tritt in fortgeschrittenem Alter gelegentlich als Folge von Durchblutungsstörungen im Gehirn auf. Man behandelt sie in der Aromatherapie mit Ölen, die zum Teil auch bei Gedächtnisschwäche eingesetzt werden: Eukalyptus, Pfefferminze, Rosmarin, Salbei und Thymian. Durch die direkte Einwirkung der über die Duftlampe oder das Fläschchen in das limbische System aufsteigenden Düfte werden die intellektuellen Fähigkeiten rasch wieder gebessert.

Damit sich die heilende Wirkung der Aromen voll entfalten kann, müssen Sie sich auf sie einlassen. Spüren Sie, was Ihnen guttut und was Sie wirklich brauchen!

Gedächtnisschwäche, Erinnerungslücken, Vergeßlichkeit

Als Mittel gegen Gedächtnisschwäche ist eine ganze Reihe von Aromaölen zu empfehlen. An erster Stelle stehen Basilikum, Pfefferminze und Rosmarin. Sie regen die Erinnerungsfähigkeit an und stärken die Konzentration. Wer sich darüber ärgert, daß er häufig irgend etwas vergißt, sollte stets ein Fläschchen mit einem dieser drei Öle bei sich tragen.

»Tausendsassa« Basilikum

Ein ausgezeichnetes ätherisches Öl für häufig im Alter auftretende Beschwerden ist Basilikum. Es hilft besonders bei:

- Körperlicher Schlappheit
- Geistiger Schwäche
- Schwindelanfällen
- Erhöhtem Blutdruck.

Schnuppern Sie am Fläschchen und ziehen Sie den Duft tief ein, oder nehmen Sie ein Bad mit einigen Tropfen Basilikum.

Ein Gehirn, das trainiert wird, altert weniger. Pflegen Sie auch Ihren Geist!

Welches im Einzelfall am besten hilft, das muß jeder selber ausprobieren. Man kann sie auch abwechselnd verwenden. In der Duftlampe daheim erweisen sie sich als hilfreich beim Kreuzworträtsellösen, beim Schreiben eines wichtigen Briefes, bei der Aufstellung des Einkaufszettels und vielen anderen Dingen, die Konzentration erfordern.

Als Alternativen kommen auch Eukalyptus, Majoran, Nelke, Ysop und Zirbelkiefer in Frage. Wenn Sie verzweifelt das Portemonnaie oder die Schlüssel suchen, zünden Sie erst mal die Duftlampe an, träufeln eines oder mehrere dieser Öle ins Wasser und lassen den Duft zehn Minuten lang in Ruhe wirken. Dann schnuppern Sie noch einmal am Fläschchen und machen sich erneut auf die Suche. Ich möchte wetten, jetzt geht's leichter und rascher.

Düfte zur Verbesserung der Erinnerungsfähigkeit und Konzentration

- Basilikum
- Eisenkraut
- Eukalyptus
- Lemongras
- Majoran
- Nelke
- Penryroyal
- Petitgrain
- Pfefferminze
- Rosmarin
- Ysop
- Zirbelkiefer

Übrigens können die angeführten Aromaöle dem Kurzzeitgedächtnis ebenso auf die Sprünge helfen wie dem im Alter meist besser funktionierenden Langzeitgedächtnis.

Alterskrankheiten

Gicht

Gicht führt oft zu schmerzhaften Gelenkentzündungen (siehe Kapitel »Mit Düften heilen – Aromatherapie« Seite 28). Zu Beginn ist in der Regel nur ein Zehen- oder Fingerglied betroffen. Die Anfälle sind äußerst schmerzhaft. Lindernd wirken kalte Umschläge mit Benzoe, Kamille, Lavendel und Rosmarin. Bäder und Einreibungen mit Fenchel, Wacholder, Zitrone und Zypresse fördern den Abtransport der im Gelenk angesammelten Giftstoffe. Nach Wärmebehandlungen sollten Sie unbedingt versuchen, das Gelenk zu bewegen, damit es zu keinem Hitzestau kommt, was die Sache eher verschlimmern würde.

Gicht ist eine Störung des Purinstoffwechsels und mit Ablagerungen von harnsauren Salzen in Gelenken und inneren Organen verbunden.

Ernährungstips für Gichtkranke

- Kein Fleisch
- Keinen Tee oder Kaffee
- Möglichst wenig Alkohol
- Leichte Kost
- Ergänzungen der Vitamine A, B und E

Krampfadern und Venenbeschwerden

TIP:
Gehen Sie regelmäßig
zum Schwimmen – das
trainiert Ihr Herz-Kreislauf-
System und lindert
Venenbeschwerden.

Das beste Mittel der Aromatherapie gegen Krampfadern und Venenbeschwerden ist Zypressenöl. Man trägt es zweimal täglich in Verdünnung mit Jojobaöl leicht auf, wobei man immer von unten nach oben streicht, zum Herzen hin. Die Behandlung ist langwierig und erfordert einige Geduld. Wechseln Sie ab und zu die Öle, statt Zypresse sind auch Lavendel, Rosmarin, Schafgarbe und Wacholder zum Auftragen auf die Haut geeignet.

Sehr zu empfehlen ist die gleichzeitige Einnahme von Knoblauchkapseln oder die häufige Verwendung von frischem Knoblauch in der Küche. Auch sollte man die Beine häufig hochlegen, am besten höher als den Kopf – etwa zehn Minuten am Tag. Spazierengehen und Schwimmen aktivieren die Tätigkeit der Beinvenen.

Harninkontinenz und Harnverhaltung

REZEPT
HARNINKONTINENZ-
BADEÖL:
8 Tropfen Zypresse und
3 Tropfen Wacholder
mit 2 Eßlöffeln Mandelöl
mischen. Regelmäßig
dem Sitzbad zusetzen.

Wer unter einem Problem leidet, über das niemand gern spricht, so verbreitet es in älteren Jahren auch ist, findet bei der Aromatherapie gleichfalls Hilfe. Die Harnabgabe funktioniert bei älteren Menschen oft nicht mehr auf »Knopfdruck«, sondern erfolgt gelegentlich auch unfreiwillig und unkontrollierbar meist in Form von Tröpfeln. Regelmäßige warme, aber nicht heiße Sitzbäder mit einer speziellen Duftmischung gegen Harninkontinenz stärken die Muskulatur der Harnwege und der Blase wieder.

Beim entgegengesetzten Problem, der Harnverhaltung, verwendet man statt dessen Patschuli- oder Wacholderöl. Das letztere ist ein gutes Beispiel für die ausgleichende Wirkung vieler ätherischer Öle. In größeren Mengen kann es Harnverhalten auslösen, in kleineren heilen.

Wenn die Prostata Beschwerden bereitet

VERGRÖSSERTE PROSTATA

Nehmen Sie Sitzbäder mit je 3 Tropfen Patschuli, Wacholder und Zwiebel auf 2 Eßlöffeln Pflanzenöl. Verzehren Sie zusätzlich viel Knoblauch, auch in Form von Kapseln.

PROSTATA-ENTZÜNDUNG

Nehmen Sie Voll- und Sitzbäder mit je 4 Tropfen Fichte, Wacholder und Kiefer auf 2 Eßlöffeln Pflanzenöl. In schweren Fällen muß der Arzt hinzugezogen werden.

Hautpflege

Man ist so alt, wie man sich fühlt. Das ist zweifellos richtig, aber man ist auch so alt, wie man aussieht – jedenfalls für die Mitmenschen. Und gegen die äußeren Anzeichen des Alterns läßt sich zum Glück einiges tun.

- Bei einem gesunden, jungen Körper erneuern sich die Zellen in kurzen Abständen, zwischen wenigen Tagen und einigen Monaten. Es gibt Duftöle, die bei älteren Menschen die **Zellerneuerung** anregen: Lavendel, Neroli und Patschuli. Für die Regenerierung des Unterhautgewebes sorgt Vetiver.

- **Geplatzte Äderchen** auf den Wangen verschwinden meist bei regelmäßigem sanften Einreiben mit einer Mischung aus zehn Milliliter Jojobaöl und einem Tropfen echtem Rosenöl.

- Zur **Gesichtsreinigung** sollte man gleichzeitig Rosenwasser aus der Apotheke verwenden. Myrtenöl eignet sich für die Reinigung fast aller Hauttypen, nicht aber bei ausgesprochen trockener Haut.

REZEPT SPEZIALÖL FÜR DIE ALTERNDE HAUT:
Je 3 Tropfen Vetiver, Patschuli, Bitterorange (oder Ylang-Ylang), 1 Tropfen Neroli (sehr teuer; ersatzweise Petitgrain) mit 30 ml Mandelöl in einer Flasche vermischen. Gründlich schütteln. 14 Tage im Kühlschrank »reifen« lassen. Als Nachtcreme verwenden.

- Bei **trockener, gereizter Haut** ist Lavendelwasser besonders zu empfehlen. Ein Tropfen Lavendelöl auf einen halben Liter destilliertes Wasser (aus der Apotheke) genügt.

- Zur Pflege **trockener, spröder Haut** mischt man am besten Mandelöl mit ein wenig Benzoe, Neroli und Orange. Ylang-Ylang gibt der Haut zusätzlich Nahrung und Feuchtigkeit.

- Speziell gegen **Falten** wirken selbstgemixte Gesichtsöle oder Cremes mit dem ätherischen Öl von Karottensamen, Myrrhe, Neroli und Weihrauch. Sie beugen auch weiterer Faltenbildung vor. Als Basisöl ist in diesem Fall am besten Avocado- und Jojobaöl geeignet, wobei ein Zusatz von 25 Prozent Weizenkeimöl zu empfehlen ist. Als Cremegrundlage wählt man am besten eine rein pflanzliche, nicht parfümierte Neutralcreme, in der man vorsichtig ein wenig Weizenkeimöl verrührt, bevor die Duftöle hinzugefügt werden.

Ihre Haut wird jeden Tag beansprucht. Sie braucht auch regelmäßige Pflege. Gönnen Sie sich die tägliche duftende Wohltat!

Es ist also für jede Nase gesorgt, wenn man alternde Haut optimal pflegen und lange jung erhalten will. Experimentieren Sie ruhig ein bißchen, und entdecken Sie »Ihr« Bade- und Massageöl, »Ihre« Zusätze für Kosmetika! Stimmen Sie auch das Parfüm darauf ab. Weitere Anregungen finden Sie im Kapitel »Heiße Tips zum richtigen Umgang mit ätherischen Ölen«.

Gutes Aussehen bis ins hohe Alter schützt nicht zuletzt vor Resignation und Verbitterung. Es stärkt das Selbstvertrauen, bringt Lebensfreude und Aktivität zum Ausdruck und kann ungeahnte Kräfte mobilisieren.

Natürliche Frische ist gerade bei älteren Menschen sehr anziehend. Sie ist keine Hexerei, sondern das Ergebnis von ein wenig Aufmerksamkeit für die Haut.

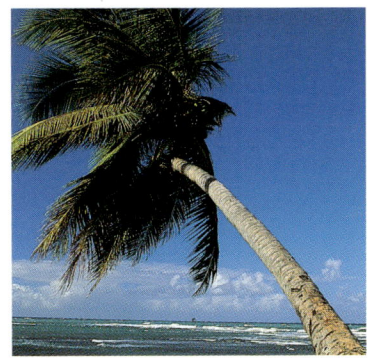

Daheim und auf Reisen

Ein paar lästige Mücken im Schlafzimmer, eine Ameisenstraße, die quer durch den Bungalow führt, Blasen an den müde gelaufenen Füßen oder ein schmerzhafter Sonnenbrand – das alles kann uns die schönsten Wochen des Jahres vermiesen. Nehmen Sie die richtigen Duftöle mit auf die Reise, und schon sind Sie aus dem Schneider. Auch daheim hilft uns sowieso die Aromatherapie, alle möglichen kleinen Probleme besser in den Griff zu bekommen.

Ätherische Öle gehören in jedes Reisegepäck

Insekten vertreiben und Insektenstiche behandeln

Motten

Daß Motten Lavendelduft nicht ausstehen können, wußten schon unsere Urgroßmütter. Sie hängten aus diesem Grund kleine Duftbeutelchen mit getrockneten Lavendelblüten in den Kleiderschrank. Ein paar Tropfen Lavendelöl auf den Duftbeutelchen, die auch heute wieder modern geworden sind, verstärken die Wirkung noch. Zum Auswischen der Schränke und Kommoden sollte man einige Tropfen Lavendel- oder Zedernöl auf den feuchten Lappen geben. Männer mögen den herben Zedernduft oft lieber – der Erfolg ist derselbe. Cajeput, Eukalyptus, Myrte und Teebaum schlagen Motten gleichfalls in die Flucht. Das gilt übrigens nicht nur für Kleider-, sondern auch für Lebensmittelmotten.

TIP:
Sollten einmal ätherische Öle in die Augen geraten, reinigen Sie mit reinem Pflanzenöl, nie mit Wasser!

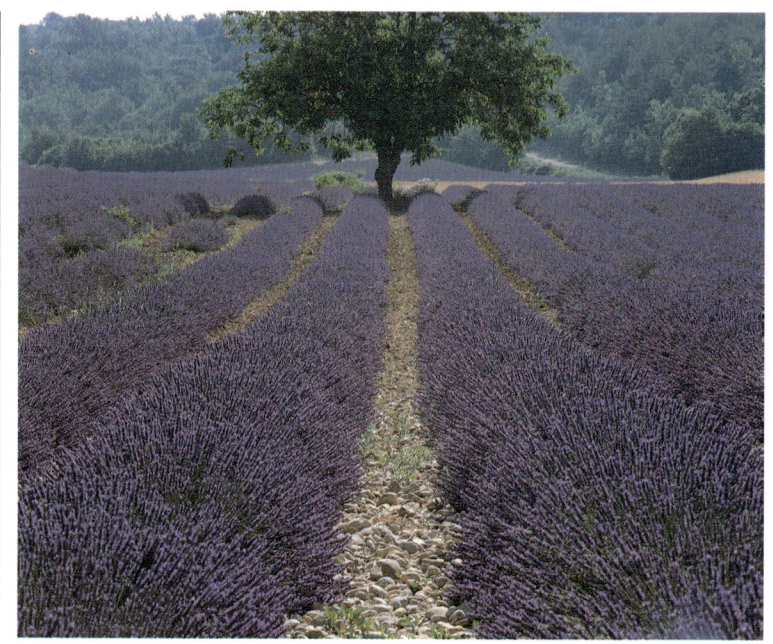

Lavendel ist von seinen Wirkungen und Anwendungen her eines der vielseitigsten ätherischen Öle. Vor allem sorgt es für Entspannung und seelische Ausgeglichenheit; besonders im Urlaub eignet es sich, um lästige Insekten zu vertreiben.

Ameisen, Flöhe, Läuse

Ameisen reagieren »allergisch« auf Lavendel-, Sandelholz- und Teebaumöl. Träufeln Sie zwei bis drei Tropfen vor das Schlupfloch, dann suchen sie sich eine andere Spielwiese. Oder wischen Sie die Türschwelle mit ein wenig Lavendelöl. Ameisen sind jedoch nützliche Tiere, deshalb vertreiben Sie

Haustiere gegen Flöhe schützen

- Verreiben Sie 2 bis 3 Tropfen Lavendelöl auf den Handflächen.

- Streichen Sie Ihren Hund oder Ihre Katze vom Kopf ausgehend bis zum Schwanz mit Ihren vom Duft benetzten Händen ein.

- Vergessen Sie Bauch und Flanken Ihres Tieres nicht.

Fliegen- und Mückenschutz mit ätherischen Ölen

Mit den folgenden Ölen – mindestens 20 Tropfen in der Aromalampe mit Wasser vermischt – halten Sie die Quälgeister auf Distanz.

- Basilikum
- Lemongras
- Pfefferminze
- Eukalyptus
- Melisse
- Zeder
- Geranium
- Nelke
- Zitrone

die kleinen Hautflügler nur, träufeln Sie keine ätherischen Öle in ihre Nester. Von Flöhen befreit man Mensch und Haustier mit Lavendel- oder Zitronenöl. Bei Menschen empfehlen sich Bäder und Einreibungen mit dem entsprechenden Massageöl. Auch die Kleidung beduften hilft.

Läuse suchen das Weite, wenn man den Kopf gründlich mit einem der folgenden Öle einreibt: Bergamotte, Eukalyptus, Kampfer, Lavendel, Rosmarin oder Thymian. Besonders zu empfehlen ist Rosmarinöl, es soll nämlich – Thymian noch stärker! – auch den Haarwuchs fördern. Wenige Tropfen genügen, man muß die Behandlung allerdings wiederholen.

Mücken, Wespen, Bienen

Wer ein Fläschchen Lavendel- oder Teebaumöl bei Ausflügen oder in den Urlaub mitnimmt, braucht sich vor Insektenstichen nicht mehr zu fürchten. Egal, ob eine Mücke, eine Wespe oder eine Biene zugestochen hat, geben Sie sofort einen Tropfen auf den Stich. Das wiederholt man alle paar Minuten, bis der Juckreiz aufhört. Manchmal flammt er nach etwa 24 Stunden noch mal auf. Kein Problem: Sie haben das Heilmittel ja bei sich. Auch Basilikum, Cajeput, Melisse und Zitrone schaffen augenblicklich Erleichterung – vorausgesetzt, Sie kratzen nicht!

TIP:
So, wie Zitrusöle lästige Insekten fernhalten, können Sie auch Ihre Möbel vor den Kratzpfoten Ihrer Katze schützen, indem Sie das gute Stück mit ein wenig Citronella polieren.

Der Gang durch eine blühende Wiese im Sommer ist verlockend – mit einem Fläschchen Teebaumöl in der Tasche ist für die Sofortbehandlung im Falle eines Bienenstichs Vorsorge getroffen.

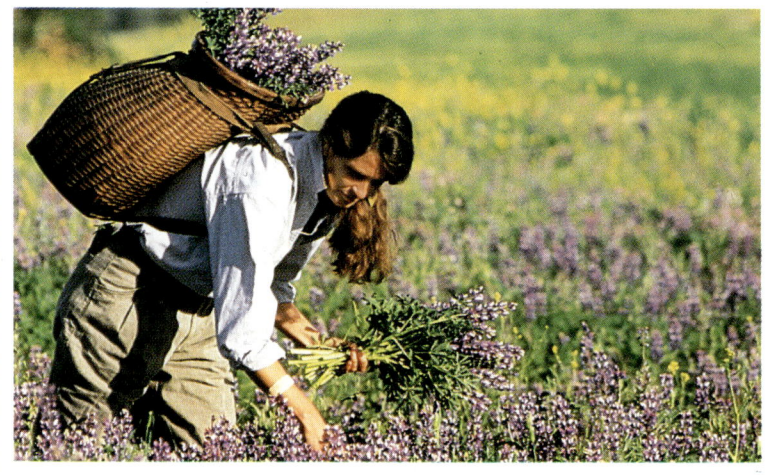

Heuschnupfen und Frostbeulen bekämpfen

*TIP:
Geben Sie ätherische Öle keinesfalls auf bereits aufgebrochene Frostbeulen.*

Das leider sehr teure Rosenöl hat sich als Mittel gegen Heuschnupfen hervorragend bewährt. Aber zum Glück gibt es auch preisgünstigere Alternativen: Eukalyptus, Kamille, Lavendel und Melisse. Die einfachste und oft auch wirksamste Methode: am Fläschchen schnuppern. Inhalationen werden von manchen Patienten als Erleichterung empfunden, andere meinen, daß die Wärme ihre Beschwerden eher verschlimmert. Das muß jeder selber ausprobieren. Kalte Kompressen mit Rosenwasser oder Kamillentee sind eine Wohltat für rote, entzündete Augen.

Winterurlauber und Kinder, die bei großer Kälte zu lange im Freien bleiben, bekommen leicht Frostbeulen. Einreibungen mit einem Massageöl, das je drei Prozent Majoran- und Pfefferöl enthält, bekämpfen wirkungsvoll den Juckreiz und die Schmerzen. Auch die ätherischen Öle von Geranium, Kamille, Rose, Wacholder und Zitrone haben einen guten Ruf als Heilmittel bei Frostbeulen.

Das Reisefieber senken

- **Aufregung:** Die wachsende Aufregung vor einer Reise dämpft man mit Benzoe, Cananga, Geranium, Jasmin, Kamille, Melisse, Neroli, Rose, Sandelholz oder Vetiver – immer mal wieder am Fläschchen riechen und es griffbereit bei sich tragen, wenn es losgeht.
- **Übelkeit:** Wer aus Erfahrung weiß, daß ihm unterwegs leicht übel wird, nimmt am besten Melisse, Neroli, Rose oder Sandelholz und zusätzlich Basilikum, Lavendel oder Pfefferminze mit.

  Zur Verbesserung der Luft im Zugabteil, Auto oder Flugzeug leistet auch Lavendelöl hervorragende Dienste (wenn möglich zerstäuben). Sehr geeignet sind auch kleine, fest verkorkte Duftkrüglein aus Ton, in die man ein paar Tropfen des Öls gefüllt hat. Der Duft hält sich wochen- und monatelang.
- **Müdigkeit:** Erfrischend bei Müdigkeit, vor allem während langer Autofahrten, wirken Eukalyptus, Grapefruit, Lemongras, Limette und Zitrone. Alle fünf Öle tragen auch unmittelbar zur Luftverbesserung bei.
- **Ansteckung:** Bei Bahn-, Schiffs- und Flugreisen kommt man mit vielen Menschen zusammen. Um einer möglichen Ansteckungsgefahr vorzubeugen, empfiehlt es sich, auch ein ätherisches Öl dabeizuhaben, das Bakterien und Viren abwehrt. Da bieten sich vor allem Rosmarin und Teebaum an, aber auch Basilikum und Thymian.

WICHTIG:
Behandeln Sie Ihr Kind niemals mit Pfefferminzöl, wenn es nicht mindestens sechs Jahre alt ist.

Stellen Sie sich rechtzeitig vor Antritt Ihrer Urlaubs- oder Geschäftsreise eine individuelle ätherische Reiseapotheke zusammmen.

Kleine ätherische Reiseapotheke

- 1 Fläschchen Lavendelöl (gegen verbrauchte Luft und Insekten)
- 1 Fläschchen Rosmarin (gegen Erschöpfung und vorbeugend gegen Infektionen)
- 1 Fläschchen Pfefferminze (zur Erfrischung und gegen Kopfschmerzen)

Hitzebläschen durch zu langes Liegen in der Sonne sind unangenehm und schmerzen – Pfefferminze ist das klassische ätherische Öl, das kühlende Linderung verschafft.

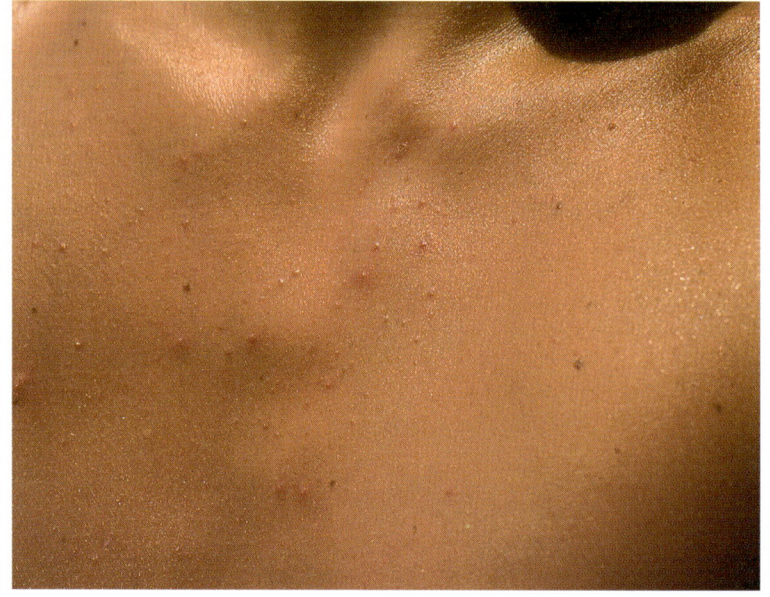

Sonnenbrand, Muskelkater und Blasen lindern

REZEPT SONNENBRANDLOTION:

12 Tropfen Lavendel mit 1 Eßlöffel abgekochtem und abgekühltem Wasser mischen. Gründlich durchschütteln. Die betroffenen Hautstellen damit abtupfen.

Gegen Sonnenbrand helfen Lavendel und Pfefferminze. Man tupft damit die betroffenen Hautstellen ab. Wenn es schon zur Bildung von Bläschen gekommen ist, kann Lavendelöl auch pur aufgetragen werden. Lauwarme Bäder mit fünf bis sechs Tropfen Kamillenöl oder sechs Tropfen Lavendel auf zwei Eßlöffel Jojobaöl und einen Eßlöffel Honig bringen gleichfalls rasche Linderung.

Gegen Muskelschmerzen helfen Kamille, Lavendel, Majoran und Wacholder. In heißen Ländern wirken Einreibungen mit in Jojoba- oder einem anderen Pflanzenöl verdünntem Pfefferminzöl kühlend und besonders wohltuend.

Wer sich bei einer Wanderung Blasen an den Füßen geholt hat, betupft sie vorsichtig mit unverdünntem Lavendelöl. Als Alternative bieten sich Benzoe und Perubalsam an.

Darmverstimmungen und Allergien abhelfen

Ungewohnte Kost im Ausland kann leicht »Montezumas Rache« heraufbeschwören, und das nicht nur in Lateinamerika. Meist ist unabgekochtes Wasser schuld daran, das in einheimischen Restaurants zum Waschen von Obst und Salat sowie zur Herstellung von Eis verwendet wird. Knoblauchkapseln oder viel frischer Knoblauch sind die besten Mittel zur Vorbeugung.

Allergische Reaktionen wie Asthma, Ekzeme, Heuschnupfen und Nesselfieber können aus den verschiedensten Gründen auftreten, daheim und auf Reisen. Oft werden sie von chemisch behandelten Nahrungsmitteln oder anderen Chemikalien ausgelöst, mit denen wir in Berührung kommen.

Bei Nesselfieber haben sich lauwarme Bäder mit drei Tropfen Kamille und drei Tropfen Melisse bewährt. Sind nur kleinere Hautflächen betroffen, so genügen kalte Umschläge. Man füllt eine große Schale mit abgekochtem, kaltem Wasser und gibt zwei Tropfen Lavendel oder Melisse hinzu. Gründlich umrühren. Bäder oder Umschläge werden in Abständen von einigen Stunden wiederholt, bis die roten Quaddeln verschwunden sind.

REZEPT MUSKELKATEREINREIBEÖL:
(nach R. Tisserand)
10 Tropfen Rosmarin,
6 Tropfen Lemongras und
9 Tropfen Wacholder
mit 50 ml Pflanzenöl
vermischen.
Die betroffenen Körperstellen
damit einreiben.

Wenn Ihr Darm rebelliert

- Legen Sie warme Kompressen mit Kamille, Lavendel, Myrrhe, Rosmarin, Thymian und/oder Wacholder auf den Bauch.

- Trinken Sie viel warmen Pfefferminztee und nach Abklingen der akuten Beschwerden auch mit Zitronenwasser angereichertes Mineralwasser.

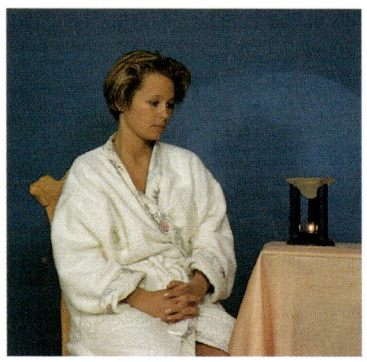

Aromaöle gegen Schlaflosigkeit

Schlummern wie ein Baby

Immer mehr Menschen klagen in unserer Zeit über Schlafstörungen. Die Ursachen können ganz verschiedene sein: Streß im Beruf oder in der Familie, Ängste und Sorgen (siehe Kapitel »Harmonisierende Düfte«), Mangel an Bewegung oder das berüchtigte Nicht-abschalten-Können. Hält die Schlaflosigkeit einige Wochen oder länger an, gerät man in einen Teufelskreis. Aus Angst davor, nicht (ein)schlafen zu können, wird man im Bett immer munterer.

Schlaflosigkeit und Alpträume

TIP:
Wenn Sie
Muskatellersalbei als
Badezusatz verwenden,
trinken Sie weder vorher
noch nachher Alkohol;
Sie könnten sonst
schlecht träumen.

Ein entspannendes, nicht zu heißes Aromabad am Abend ist ein gutes, ungefährliches Schlafmittel – aber nicht auf die Schnelle, sondern in Ruhe abschalten und genießen. Und anschließend ohne Krimi ins Bett gehen.

Geeignet sind alle Duftöle, die der Entspannung dienen (siehe Übersicht). Jeder kann sich das Richtige darunter selber aussuchen und eigene Mixturen kreieren. Für ein Vollbad reichen insgesamt 12 bis 15 Tropfen Duftöl. Besonders vorsichtig sollten Sie aber Melisse, Thymian und Bergamotte dosieren: Von diesen Ölen sind höchstens drei Tropfen zu nehmen.

Auch die richtige Beduftung des Schlafzimmers spielt eine große Rolle. Noch besser ist es, schon am Abend im Wohnzimmer die entsprechenden Öle in die Duftlampe zu träufeln. Und kein Betthupferl nehmen, Zucker macht munter. Trinken Sie lieber eine Tasse Kamillentee.

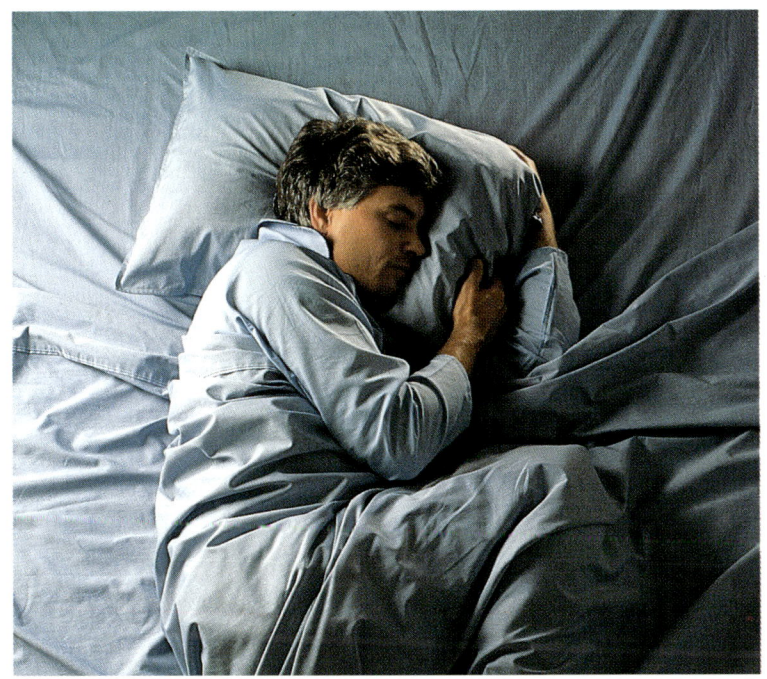

Ein- und Durchschlafstörungen sind heute ein wachsendes Problem vieler Menschen. Die Beduftung des Schlafzimmers mit den richtigen ätherischen Ölen beruhigt und entspannt und sorgt für ein gesundes Schlafklima.

Tritt der erwünschte Erfolg nicht sofort ein, so ist das noch lange kein Grund zum Verzweifeln. Wechseln Sie die Öle, bis Sie das entdeckt haben, das Ihnen hilft. Richten Sie sich dabei nur nach Ihrer Nase. Ich selber habe gute Erfahrungen mit Benzoe, Lavendel, Orange und Sandelholz gemacht.

Frische Luft im Schlafzimmer! Lüften Sie, bevor Sie ätherische Düfte verströmen.

Ätherische Öle zur Entspannung

• Benzoe	• Melisse	• Rose
• Bergamotte	• Muskatellersalbei	• Rosenholz
• Geranium	• Narde	• Sandelholz
• Kamille	• Neroli	• Wacholder
• Lavendel	• Orange	• Weihrauch
• Majoran	• Petitgrain	• Ylang-Ylang

Wer unter Alpträumen leidet, sollte Melisse, Neroli und Sandelholz bevorzugen oder zu Petitgrain, Rose und Weihrauch greifen, vor allem zur Beduftung des Schlafzimmers.

Nervosität und Unrast

Es gibt auch Formen von Nervosität, die auf einer allgemeinen Schwäche des Nervensystems beruhen. Ätherische Öle helfen jedoch in jedem Fall von »Nervenflattern«.

Wenn Nervosität und innere Unrast ohne ersichtlichen Grund auftreten, also nicht streßbedingt sind, so liegt in der Regel eine Schwäche des Nervensystems vor. Ätherische Öle können unser Nervensystem sehr günstig beeinflussen, indem sie als Badezusatz für Massageöle und Kosmetika und zur Beduftung der Räume verwendet werden.

Ätherische Öle für die Nerven	
BERUHIGEND	STÄRKEND
Bergamotte	Angelika
Kampfer	Basilikum
Majoran	Geranium
Melisse	Mandarine
Orange	Petitgrain
Kamille	Vetiver

Überreiztheit und Streß

Überreiztheit entsteht in der Regel bei geistiger und/oder seelischer Überforderung, verbunden mit Ärger – ganz massive Streßfaktoren, die oft zu Schlafstörungen führen. Versucht man, die Probleme mit Genußgiften zu überspielen, so wird es nur noch schlimmer.

Beim Abbau von Streß sind eine ganze Reihe von ätherischen Ölen hilfreich. Angelika, Geranium, Muskatellersalbei, Rosmarin und Thymian stärken die inneren Widerstandskräfte in Streßsituationen, wirken aber nicht unbedingt schlaffördernd. Nehmen Sie am Abend lieber ein warmes Bad mit Honigöl, Kamille, Lavendel, Majoran, Melisse, Neroli, Rose oder Ylang-Ylang.

Traurigkeit

Kummer- und leidvolle Gedanken lassen sich am schwersten abschalten, wenn man endlich todmüde im Bett liegt. Versprühen Sie vorher eine Mischung aus Wasser, ein wenig reinem Alkohol und etwa fünf Prozent der entsprechenden ätherischen Öle im Schlafzimmer (siehe Übersicht). Die Stimmungsaufheller Jasmin und Ylang-Ylang sollten in der Mischung aber nicht überwiegen.

Sie können diese Öle natürlich auch auf eine Duftpyramide oder einen Duftstein auf ihrem Nachttischchen träufeln. Schnuppern Sie zusätzlich vor dem Schlafengehen noch an Ihrem Lieblingsöl darunter. Versuchen Sie, sich von dem wunderbaren Duft trösten zu lassen und abzuschalten. Denken Sie daran, daß alles ständig in Bewegung ist und auch für Sie wieder schönere Zeiten kommen werden.

Wir müssen alle auch unsere Trauerarbeit leisten, das Leben hat nicht nur Sonnentage. Doch gönnen Sie sich auch wieder einen optimistischen Blick auf das Leben!

Ätherische Öle zur Aufhellung der Stimmung

• Benzoe	• Kampfer	• Perubalsam
• Bergamotte	• Lavendel	• Rose
• Geranium	• Melisse	• Rosenholz
• Grapefruit	• Muskatellersalbei	• Sandelholz
• Jasmin	• Neroli	• Ylang-Ylang
• Kamille	• Orange	• Zeder

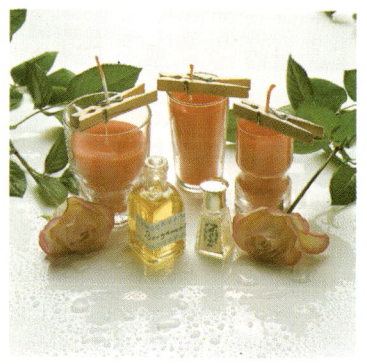

*Duftkerzen regen
Körper und Geist an*

**In der Kreativität kommt
Ureigenes, Individuelles
zum Ausdruck. Sagen Sie
ja zu Ihrer Einmaligkeit!**

Balsamische Düfte wecken geistige Kräfte

Es gibt kaum ein ätherisches Duftöl, das nicht anregend auf den menschlichen Geist wirken kann, natürlich graduell verschieden. Napoleon soll sich jeden Morgen mit Rosmarinwasser geradezu übergossen haben, um sich zu erfrischen und für den anstrengenden Tag gerüstet zu sein! Wollen Sie es ihm gleichtun, dann geben Sie zwei Tropfen in das kalte Waschwasser oder mischen Sie sich eine Gesichts- und Körperlotion mit fünf Tropfen Rosmarin und zwei Tropfen Zirbelkiefer oder Zypresse auf 100 Milliliter destilliertes Wasser. Von Schiller wird berichtet, er habe sich von dem Geruch von Äpfeln inspirieren lassen, die in seiner Schreibtischschublade vor sich hin faulten. Vielleicht erinnerte ihn dieser Geruch an ein längst verschüttetes Kindheitserlebnis. Ich kam auf meinem Schulweg immer an einem Sägewerk vorbei, noch heute lebe ich auf bei dem Geruch von frisch gesägtem Holz.

In jedem schlummert ungeahnte Kreativität

Schaffenskraft ist nicht nur ein Privileg der Künstler. Jeder kann kreativ werden, auf ganz verschiedenen Gebieten, ob er nun Trockensträuße zusammenstellt, Kinderspielzeug bastelt oder Gitarre spielt. Lassen Sie sich in die richtige Stimmung versetzen von Düften Ihrer Wahl.

Diese ätherischen Öle fördern die Kreativität

- Eisenkraut
- Iris
- Muskatellersalbei
- Rose
- Ysop
- Zimt

Sie können aber auch gern andere Duftnoten ausprobieren als die klassischen, die Kreativität anregen – auf Gerüche reagiert jeder Mensch verschieden. Geben Sie ein paar Tropfen Ihres Lieblingsöls in die Duftlampe oder den Raumspray, beduften Sie Ihre Kosmetika damit, mixen Sie sich ein »kreatives« Parfüm (siehe Kapitel »Heiße Tips zum richtigen Umgang mit ätherischen Ölen«).

Aromaöle fördern die Inspiration

Zur geistigen Arbeit braucht man nicht nur Inspiration, man muß auch in der Lage sein, sich auf seine Aufgabe zu konzentrieren. Pfefferminze, Rosmarin und Thymian vermitteln geistige Klarheit und Konzentrationsfähigkeit. Wem so viel einfällt, daß er nicht mehr dazu kommt, die einzelnen Gedankengänge zu sortieren, greift am besten zu Angelika, um die Ideenflut zu bändigen. Auch Zeder und Zypresse führen uns in die Welt des Möglichen und Machbaren zurück.

Eine Mischung von mehreren inspirierenden ätherischen Ölen erweist sich als besonders wirkungsvoll. Versuchen Sie es doch einmal mit einigen Tropfen Bergamotte-, Rosmarin-,

Neue Ideen zu haben ist die eine Seite, sie zu ordnen und mit Augenmaß einzusetzen die andere. Auf die richtige Balance kommt es an, genau wie bei der Mischung der Düfte.

Diese ätherischen Öle begünstigen die Inspiration

- Bergamotte
- Bohnenkraut
- Lemongras
- Koriander
- Muskatellersalbei
- Petitgrain
- Rosmarin
- Sandelholz
- Zitrone

Sandelholz- und Zitronen- oder Lemongrasöl in der Duftlampe. Muskatellersalbei verträgt sich gut mit Bergamotte und Zypresse, die gleichfalls die Konzentration fördern. Bei Pfefferminzöl benötigt man ein wenig Fingerspitzengefühl; der Duft ist sehr dominierend, paßt aber gut zu Eisenkraut, Rosmarin und Zitrone.

Neues Selbstvertrauen gewinnen

Das Selbstwertgefühl, der Glaube an das Gelingen des eigenen Handelns, kann durch ätherische Öle erheblich gestärkt werden.

Um schöpferisch tätig werden zu können, braucht man ein gesundes Selbstwertgefühl. Wer sich nichts zutraut, dem kann auch nichts gelingen. Die entsprechenden ätherischen Öle mobilisieren unsere inneren Kräfte und schenken uns Vertrauen zu uns selbst.

Stellen Sie aber am Anfang keine allzu hohen Forderungen an sich. Nicht jeder, der den Pinsel schwingt, kann ein Rembrandt werden.

Aber darum geht es ja auch gar nicht. Zu schöpferischer Arbeit gehört immer auch ein spielerisches Element, die Lust am Ausprobieren, am Erforschen der eigenen Kräfte und Grenzen.

Spaß machen soll das Ganze, das ist das Wichtigste.

Diese ätherischen Öle stärken das Selbstwertgefühl		
• Angelika	• Mazisblüte	• Salbei
• Basilikum	• Neroli	• Thuja
• Bergamotte	• Patschuli	• Thymian
• Grapefruit	• Petitgrain	• Wacholder
• Lorbeer	• Rosmarin	• Zypresse

Wer dazu neigt, sich an einer Aufgabe festzubeißen, sich zu verkrampfen, der findet mit Hilfe von Lorbeer, Muskateller-salbei, Neroli und Petitgrain den Weg zurück aus dem selbstgebauten Irrgarten und gewinnt neue Schaffensfreude, neue Impulse. Wem es dagegen schwerfällt, den Schritt zu kreativer Arbeit überhaupt zu tun, einen Anfang zu wagen, der findet starke Verbündete in den Duftölen von Angelika, Lorbeer, Mazisblüte, Rosmarin, Salbei und Lorbeer.

Duftende Meditationshilfen

Seit Tausenden von Jahren werden in religiösen Gemein-schaften ätherische Düfte zur inneren Sammlung und besse-ren Verbindung mit der geistigen Welt verwendet. Zu den »heiligen Düften« zählt man Elemi, Myrrhe, Perubalsam, Rose, Sandelholz, Wacholder, Weihrauch, Ysop und Zeder. Eine Mischung dieser Öle in der Duftlampe, jeweils nur ein bis zwei Tropfen, ergibt eine sensationelle Duftkomposi-tion. Selbstverständlich kann man auch nur einige dieser Öle verwenden, weniger als drei sollten es aber möglichst nicht sein. Aber es gibt noch weitere.

Benzoe, Styrax, Thuja und Zypresse erleichtern den Zugang zur Meditation, deren einfachste Form darin besteht, den Atemstrom bewußt ein- und ausfließen zu lassen.

- Benzoe eignet sich besonders für seelisch stark belastete Menschen.
- Styrax wirkt ausgleichend bei gereizten Menschen, die im Extremfall sogar zu Hysterie neigen.
- Thuja ermöglicht Gestreßten eine heilsame Pause der Besinnung und gibt ihnen neue Kraft.
- Zypresse hilft bei der Konzentration auf das Wesentliche.

Die »heiligen Düfte« reinigen Körper und Seele und erwei-tern das Bewußtsein. Sie öffnen die Seele für die göttliche Ordnung und Harmonie. Wer gern allein oder im Kreise von Freunden meditiert, wird auf die sanfte Unterstützung durch die »heiligen Öle« in der Duftlampe bald nicht mehr verzichten wollen.

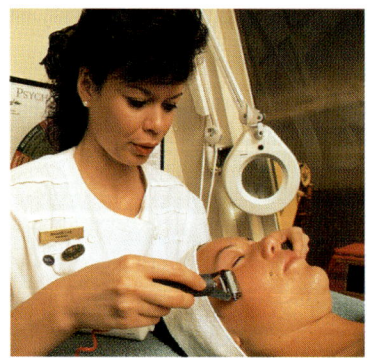

In der Kosmetik können Aromaöle gut eingesetzt werden

Heiße Tips zum richtigen Umgang mit ätherischen Ölen

Und jetzt fangen wir an zu zaubern. Mixen Sie sich Ihre eigenen, unverwechselbaren Duftkompositionen. Die Möglichkeiten sind nahezu unbegrenzt. Durch jede Mischung ätherischer Öle entsteht ein ganz neuer Duft. Aber auch die Dosierung ist entscheidend: Schon das Hinzufügen oder Weglassen eines einzigen Tropfens kann eine andere Duftnote ergeben. Probieren Sie es aus.

Grundregeln

Duftlampe: In das Schälchen Wasser füllen und 5 bis 8 Tropfen Aromaöl hinzugeben, umrühren. Teelicht anzünden. Wasser von Zeit zu Zeit nachfüllen. Das Schälchen mit heißem Wasser und Essig oder Brennspiritus reinigen.

Duftpyramide und Duftstein: Einfach Duftöl aufträufeln, wenige Tropfen genügen. Nur mit heißem Wasser reinigen und an der frischen Luft ausdünsten lassen.

Duftkrüglein: Einige Tropfen ätherischer Öle einträufeln und fest verschließen.

Zerstäuber: Am besten eignet sich ein Zerstäuber aus Glas oder Porzellan/Keramik. Mit destilliertem Wasser oder stillem Mineralwasser füllen, reinen Alkohol und 3 bis 5 Tropfen Duftöl zugeben. Verschließen und schütteln.

Sie können ätherische Öle auf verschiedene Arten einsetzen. Welche die beste Art ist, hängt jeweils von vielen Faktoren ab. Auch Ihre persönlichen Erfahrungen sollten Sie beachten.

Inhalieren: In eine große Schale mit heißem Wasser ein paar Tropfen Aromaöl geben. Sich über die Schale beugen, ein Badetuch über Kopf und Schultern schlagen, so daß kein Dampf entweichen kann. Fünf bis zehn Minuten lang ruhig einatmen.

Bäder: Für ein Vollbad genügen 15 bis 20 Tropfen ätherischer Öle. Man verrührt sie in 1 bis 2 Eßlöffeln Sahne, Molke, Vollmilch, flüssigem Honig oder flüssiger Neutralseife. Sie können aber auch die gleiche Menge Pflanzenöl (Erdnuß-, Distel-, Mandel-, Avocado-, Jojobaöl) verwenden. Der Zusatz von Emulgatoren (z.B. Fluidlezithin, Mulsifan) macht die Ölmischung hydrophil, d.h. wasserlöslich. Bei laufendem Hahn in die Wanne kippen, umrühren. Für Sitzbäder nimmt man 10 bis 12 Tropfen Duftöl, für Fußbäder 5 bis 8.

Körper- und Gesichtsöle (auch für Massagen oder zum Einreiben): Als Basisöl dienen 50 Milliliter Jojoba- oder Mandelöl. Bei alternder und sehr trockener Haut fügt man 10 Prozent Weizenkeimöl hinzu, bei unreiner Haut 2 bis 3 Tropfen Teebaumöl. 15 bis 20 Tropfen der gewünschten ätherischen Öle hinzugeben und kräftig schütteln. Für Kinder reichen 5 bis 7 Tropfen, für Babys 1 Tropfen.

Heilöle: Als Basisöle eignen sich am besten Aloeöl bei Sonnenbrand und Hautkrankheiten; Calendulaöl für Babys und Kleinkinder, bei Muskelschmerzen; Johanniskrautöl bei Entzündungen, Hexenschuß, Rheuma und Verbrennungen; Jojobaöl bei Allergien, Hautkrankheiten, Menstruationsbeschwerden und Zellulitis; Mandelöl bei Durchblutungsstörungen und Muskelverspannungen. Dosierung wie bei Körperölen.

Hautcreme: Einfach 15 bis 20 Tropfen Duftöle vorsichtig in 50 Milliliter Neutralcreme einrühren.

TIP:
Verwenden Sie nie aggressive Seifen, wenn Sie ein Aromabad nehmen. Ätherische Öle vertragen sich nicht mit Tensiden.

Jojobaöl wird aus den Samen des mittelamerikanischen Jojobastrauchs gewonnen. Da es nicht ranzig wird, eignet es sich sehr gut als Grundlage für Ihre Kosmetika.

Gesichtswasser: 2 bis 3 Tropfen Duftöl (nur eine Sorte) in 1 Liter destilliertes Wasser oder stilles Mineralwasser träufeln. Man kann auch noch 1 Eßlöffel reinen Alkohol zufügen. Schütteln.

Parfüm: Sie können wählen zwischen einem Ölparfüm und einem Parfüm auf Alkoholbasis. Ölparfüm: 15 bis 20 Tropfen Duftöle auf etwa 10 Milliliter Jojobaöl. Alkoholparfüm: 10 Milliliter reiner Alkohol (90 Prozent) werden mit 50 bis 100 Prozent destilliertem Wasser vermischt. Dann 10 bis 15 Tropfen Duftöle hinzugeben. Parfüms sollten immer ein bis zwei Wochen »reifen«, bevor man sie verwendet. Wer die teuersten Düfte liebt (Hyazinthe, Jasmin, Neroli, Rose), füllt das Fläschchen, in dem er sie gekauft hat, mit Alkohol und Wasser oder mit Jojobaöl auf. Bei dickflüssigen, harzigen Ölen, wie Benzoe, nimmt man nur Alkohol.

Shampoo: In 100 Milliliter Neutralshampoo gibt man 10 bis 15 Tropfen Duftöle.

Kamille ist ein »flüssiges Gold« und entsprechend teuer. Dennoch sollte sie wegen ihrer vorzüglichen hautheilenden und seelisch ausgleichenden Wirkung in der Hausapotheke ätherischer Öle nicht fehlen.

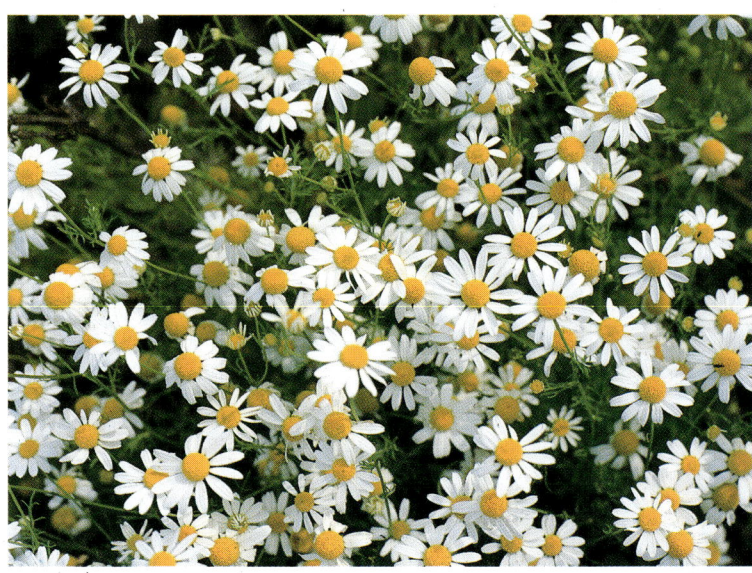

Die richtigen Düfte für jede Haut und jedes Haar

Normale Haut: Geranium, Jasmin, Kamille, Lavendel, Neroli, Orange, Rose, Ylang-Ylang, Zitrone (nur 1 Tropfen)

Fette Haut: Bergamotte, Eisenkraut, Kampfer, Lemongras, Lavendel, Petitgrain, Rosmarin, Thymian, Ylang-Ylang

Trockene Haut: Benzoe, Cananga, Honigöl, Kamille, Lavendel, Neroli, Palmarosa, Rosenholz, Vetiver, Ylang-Ylang

Empfindliche Haut: Kamille, Lavendel, Melisse, Rosmarin, Sandelholz, Schafgarbe, Ysop

Fette Haare: Lavendel, Melisse, Salbei, Zeder, Zitrone, Zypresse

Trockene Haare: Geranium, Honigöl, Rosenholz, Rosmarin, Ylang-Ylang

Schuppige Haare: Eukalyptus, Teebaum, Wacholder, Zypresse

Zur Anregung des Haarwuchses: Rosmarin, Salbei, Thymian

Die Haut, der »Spiegel unserer Seele«, verdient es ganz besonders, mit ätherischen Ölen gepflegt zu werden.

Die passende Mischung und Duftkomposition

- Lavendel paßt so ziemlich zu allen anderen Duftölen, aber nicht zu Rosmarin.
- Alle Zitrusöle lassen sich problemlos miteinander mischen und passen gut zu Nadelholzdüften.
- Der charakteristische Duft von Eukalyptus und Pfefferminze wird verfeinert durch ein paar Spritzer Lavendel oder Rosmarin.

- Auch Blütenöle passen in der Regel ausgezeichnet zusammen, z. B. Iris, Jasmin, Kamille, Lavendel, Neroli, Rose und Ylang-Ylang.
- Für eine herbe Komponente sorgen Sandelholz, Vetiver, Zeder oder Zirbelkiefer.

Ätherische Badeöle

Badeöle kann man für ganz verschiedene Ziele und in den unterschiedlichsten Mischungen einsetzen.

Das Baden in ätherischen Ölen war schon im Altertum ein königlicher Luxus. Besonders im Orient wurden betörende Sinnesfreuden mit edlen Düften gepflegt.

Zur Entspannung: 10 Tropfen Sandelholz, 5 Tropfen Bergamotte und 5 Tropfen Lavendel; 10 Tropfen Lavendel, 5 Tropfen Neroli und 5 Tropfen Melisse oder 5 Tropfen Kamille, 5 Tropfen Lavendel und 3 Tropfen Vetiver. Für ruhigen Schlaf sorgen auch Geranium, Honigöl, Majoran, Rosenholz, Orange und Tonka.

Zur Anregung: 5 Tropfen Rosmarin, 5 Tropfen Petitgrain, 2 Tropfen Pfefferminze und 1 Tropfen Zitrone; 3 Tropfen Thymian, 5 Tropfen Eisenkraut, 5 Tropfen Myrte und 5 Tropfen Limette; 5 Tropfen Angelika, 5 Tropfen Wacholder, 5 Tropfen Petitgrain und 3 Tropfen Zirbelkiefer.

Zur Hautpflege: 10 Tropfen Sandelholz, 4 Tropfen Kamille, 4 Tropfen Lavendel, 1 Tropfen Rose und 1 Tropfen Zeder; 5 Tropfen Geranium, 2 Tropfen Myrte, 5 Tropfen Orange, 5 Tropfen Sandelholz und 3 Tropfen Weihrauch; 5 Tropfen Benzoe, 3 Tropfen Neroli, 3 Tropfen Schafgarbe, 5 Tropfen Sandelholz und 3 Tropfen Vetiver.

Zur sexuellen Einstimmung: 5 Tropfen Patschuli, 5 Tropfen Sandelholz, 3 Tropfen Vetiver und 5 Tropfen Ylang-Ylang; 5 Tropfen Geranium, 5 Tropfen Honigöl, 2 Tropfen Jasmin und 5 Tropfen Perubalsam.

Ätherische Gesichts- und Körperöle

Die folgenden Mischungen sind auch für die Körpermassage und zum Einreiben geeignet. Für Gesichts- und Hautcremes nehmen Sie jeweils 50 Milliliter Neutralcreme als Grundlage. Die angegebenen Tropfenmischungen werden damit gut verrührt.

Zur Entspannung: Jojobaöl mit 3 Tropfen Bergamotte, 3 Tropfen Lavendel, 8 Tropfen Sandelholz und 5 Tropfen Kamille oder mit 5 Tropfen Geranium, 3 Tropfen Petitgrain, 5 Tropfen Rosenholz, 2 Tropfen Rose und 3 Tropfen Zeder. Für Entspannung sorgen auch Honigöl, Koriander, Mandarine, Melisse, Neroli und Orange.

Für normale Haut: 5 Tropfen Geranium, 5 Tropfen Lavendel, 2 Tropfen Neroli, 3 Tropfen Orange, 1 Tropfen Ylang-Ylang oder 2 Tropfen Jasmin, 5 Tropfen Kamille, 3 Tropfen Lavendel, 1 Tropfen Rose und 3 Tropfen Sandelholz.

Für fette Haut: 5 Tropfen Bergamotte, 3 Tropfen Eisenkraut, 3 Tropfen Petitgrain, 2 Tropfen Thymian, 2 Tropfen Ylang-Ylang oder 5 Tropfen Lavendel, 5 Tropfen Lemongras, 3 Tropfen Rosmarin, 2 Tropfen Thymian, 2 Tropfen Myrte.

Für trockene Haut: 3 Tropfen Benzoe, 3 Tropfen Cananga, 5 Tropfen Palmarosa, 3 Tropfen Rosenholz, 3 Tropfen Vetiver oder 5 Tropfen Honigöl, 5 Tropfen Kamille, 3 Tropfen Lavendel, 2 Tropfen Neroli und 2 Tropfen Ylang-Ylang.

Für empfindliche Haut: 5 Tropfen Kamille, 5 Tropfen Melisse, 3 Tropfen Rosmarin und 5 Tropfen Schafgarbe; 5 Tropfen Kamille, 5 Tropfen Lavendel, 5 Tropfen Sandelholz und 2 Tropfen Ysop.

Beobachten Sie genau, wie Ihre Haut auf die Mischungen anspricht. So können Sie Ihr optimales persönliches Rezept herausfinden.

Für alternde Haut (auch gegen Falten): 3 Tropfen Benzoe, 5 Tropfen Sandelholz, 3 Tropfen Vetiver, 5 Tropfen Weihrauch und 3 Tropfen Ylang-Ylang; 5 Tropfen Karottensamenöl, 3 Tropfen Myrrhe, 3 Tropfen Neroli und 5 Tropfen Weihrauch.

Ätherische Gesichtswasser

Zur Erfrischung: 2 bis 3 Tropfen Myrte oder Rosmarin auf 1 Liter destilliertes Wasser geben, eventuell etwas reinen Alkohol zufügen.

Zur Entspannung: 2 bis 3 Tropfen Lavendel oder 1 Tropfen Rose oder Neroli dem Wasser und Alkohol zufügen.

Für jede Tageszeit: 2 bis 3 Tropfen Orange dem Wasser und Alkohol zugeben.

Das i–Tüpfelchen – ganz individuelle Parfüms

Jedes Parfüm enthält mindestens drei verschiedene Duftöle – ein warmes, dunkles Basisöl, eine leichte, heitere Kopfnote und die Herznote, die beide miteinander verbindet.

Basisöle: Benzoe, Elemi, Galbanum, Honigöl, Latschenkiefer, Moschuskörneröl, Nelke, Patschuli, Rosenholz, Sandelholz, Styrax, Tonka, Vetiver, Wacholder, Weihrauch, Zeder, Zimt, Zirbelkiefer, Zypresse

Duftöle mit Herznote: Geranium, Iris, Jasmin, Kamille, Lavendel, Melisse, Mimose, Muskatellersalbei, Myrte, Neroli, Rose, Tuberose, Ylang-Ylang, Ysop

Duftöle mit Kopfnote: Bergamotte, Eisenkraut, Lemongras, Limette, Mandarine, Orange, Pfefferminze, Zitrone

Ihr Ölparfüm können Sie auch zum Beduften Ihrer Kosmetika und Badezusätze verwenden.

So kreieren Sie Ihr persönliches Ölparfüm

(10 bis 30 Tropfen verschiedene ätherische Öle auf 10 Milliliter Jojobaöl)

1

Man träufelt immer zuerst etwas von den Basisölen in die Grundsubstanz (Jojobaöl) und prüft das Ergebnis auf der Haut.

2

Dann die Herznoten zufügen, wieder prüfen und zuletzt die Kopfnote beimischen.

3

Nach jeder Zugabe muß die Mischung gut geschüttelt werden.

4

Wenn am Ende ein bestimmter Duft vorsticht, schafft man einen Ausgleich durch Zugabe von einem der anderen ätherischen Öle, die man verwendet hat. Es kann auch etwas Lavendelöl zugesetzt werden.

Ein paar Rezepte zur Anregung

Parfüm »Sylvia« (leicht und spritzig): 5 Tropfen Weihrauch, 1 Tropfen Zirbelkiefer, 5 Tropfen Myrte, 3 Tropfen Limette, 3 Tropfen Orange, 1 Tropfen Pfefferminzöl

Parfüm »Sonja« (für den sportlichen Typ): 5 Tropfen Sandelholz, 2 Tropfen Zypresse, 3 Tropfen Muskatellersalbei, 3 Tropfen Myrte, 3 Tropfen Bergamotte, 1 Tropfen Pfefferminze, 1 Tropfen Zitrone

Parfüm »Giselle« (warm und schwer): 5 Tropfen Benzoe (in etwas reinem Alkohol gelöst), 10 Tropfen Sandelholz, 3 Tropfen Weihrauch, 2 Tropfen Ylang-Ylang, 3 Tropfen Orange

»Kreatives« Parfüm: 10 Tropfen Sandelholz, 2 Tropfen Schafgarbe, 2 Tropfen Zimt, 3 Tropfen Iris, 1 Tropfen Rose, 5 Tropfen Lemongras

Duftessenzen werden sogar schon von einigen Kaufhäusern und Freizeitzentren zur unterschwelligen Beeinflussung eingesetzt – hoffentlich nur für faire Ziele!

Parfüm »Julia« (erotisierend)**:** 3 Tropfen Patschuli, 8 Tropfen Sandelholz, 3 Tropfen Jasmin, 1 Tropfen Rose, 3 Tropfen Ylang-Ylang, 3 Tropfen Eisenkraut

Parfüm für Ängstliche: 3 Tropfen Benzoe, 8 Tropfen Sandelholz, 2 Tropfen Patschuli, 5 Tropfen Kamille, 5 Tropfen Ylang-Ylang, 5 Tropfen Bergamotte

Parfüm für Magersüchtige: 8 Tropfen Honigöl, 3 Tropfen Jasmin oder Lavendel, 1 Tropfen Rose, 3 Tropfen Ylang-Ylang, 5 Tropfen Bergamotte, 3 Tropfen Mandarine, 3 Tropfen Pampelmuse

Parfüm für den Herrn: 3 Tropfen Sandelholz, 2 Tropfen Wacholder oder 1 Tropfen Styrax, 1 Tropfen Vetiver, 3 Tropfen Myrte, 2 Tropfen Lavendel, 4 Tropfen Bergamotte, 1 Tropfen Zitrone

Heilung und Sinnesgenuß können nahe beieinanderliegen. Die Natur beschenkt uns mit geheimnisvollen und wunderbaren Gaben.

Probieren Sie immer wieder neue Duftkompositionen aus. Allein die Änderung eines Bestandteils bringt oft einen völlig neuartigen Duft. Sie werden verblüfft sein.

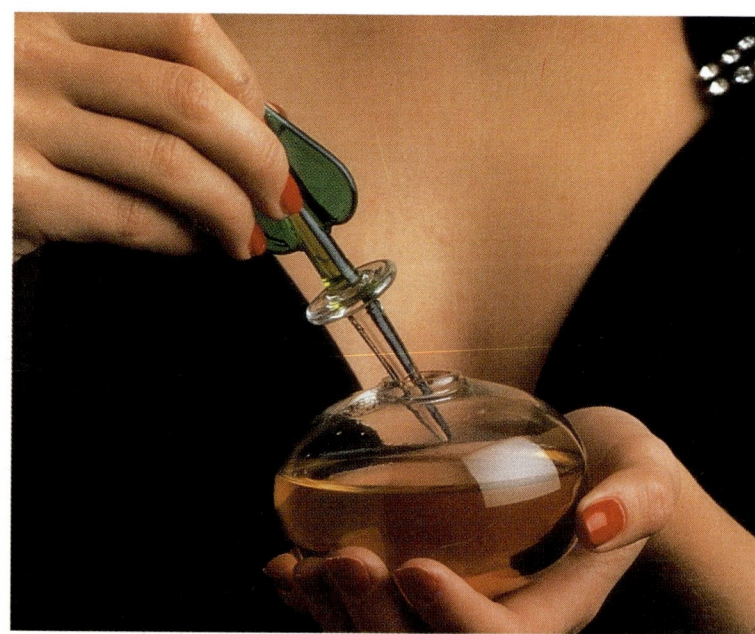

Über die Autorin

Dr. Gisela Bulla lebt und arbeitet als Schriftstellerin in München. Sie veröffentlichte bereits mehrere Bücher zu den verschiedensten Themen. Seit vielen Jahren beschäftigt sie sich intensiv mit der Aromatherapie.

Literatur

Breis, Helga: Heilwirkung von Duftstoffen. Freya Verlag. Lindau 1993
Kluge, Heidelore: Durch Teebaumöl gesund und schön. Südwest Verlag. München 1995
Kraus, Michael: Aromatherapie. Rowohlt Verlag. Reinbek 1994
Preuschoff, Gisela: Sinfonie der Düfte. Ehrenwirth Verlag. München 1994
Tisserand, Maggie: Die Geheimnisse wohlriechender Essenzen. Windpferd Verlag. Aitrang 1993
Werner, Monika: Ätherische Öle. Graefe & Unzer Verlag. München 1994

Hinweis

Das vorliegende Buch ist sorgfältig erarbeitet worden. Dennoch erfolgen alle Angaben ohne Gewähr. Weder Autorin noch Verlag können für eventuelle Nachteile oder Schäden, die aus den im Buch gemachten praktischen Hinweisen resultieren, eine Haftung übernehmen.

Bildnachweis

Das Fotoarchiv, Essen: 57 (James Sugar), 74 (Toma Babovic), 76 (Bernd Euler), 86 (Swapan Parekh); Fotex, Hamburg: 43 (W. van Eick); IFA-Bilderteam, München: 9 (LDW), 11 (Borodulin), 18, 94 (Diaf), 32 (UPA), 35 (Lederer), 51 (Forkel), 53 (Reinhard), 57 (Eastep), 63 (J. Heron), 74 (Ventura), 79 (Comnet), 88 (Göss-Holz), U4 (Kneer); Ulrich Kerth, München: Titelbild (U1), 15, 82; Claudia Rehm, Stockdorf: 17; Mauritius, Mittenwald: 28 (Stock Shop), 32 (UPA), 35 (Lederer), 48 (Hubatka), 59 (Mulve-hill); Elke Stolt Bildagentur, Ahrensburg: 1 (Michael Luft), 22, 36, 38, 72 (Visualis), 78 (Matthias Stolt); Tony Stone, München: 6 (Wilfried Krecichwost), 40 (Ian Shaw), 65 (Christopher Bissell)

Impressum

© 1995 Südwest Verlag GmbH & Co. KG, München
Alle Rechte vorbehalten

Lektorat:
Thomas May
Medizinische Fachberatung:
Dr. med. Christiane Lentz
Redaktionsleitung:
Josef K. Pöllath
Bildredaktion:
Barbara Glöggler
Produktion:
Manfred Metzger
Umschlag:
Wolfgang Lehner
DTP/Satz:
Reiner Löb
Druck:
Color-Offset, München
Bindung:
R. Oldenbourg, München
Printed in Germany

Gedruckt auf chlor- und säurefreiem Papier
ISBN 3-517-01743-4

Register